AF591672

INFLUENCE
DU TRAITEMENT
SUR LES MALADIES.

PAR RENARD,

DOCTEUR EN MÉDECINE, DE LA FACULTÉ DE PARIS, EXERÇANT A STRASBOURG.

« Videtur autem mihi maximè de hâc
» arte dicturum opportere vulgò, ac
» plebeis hominibus nota dicere. »
Hip. *de vet. Med. IV.*

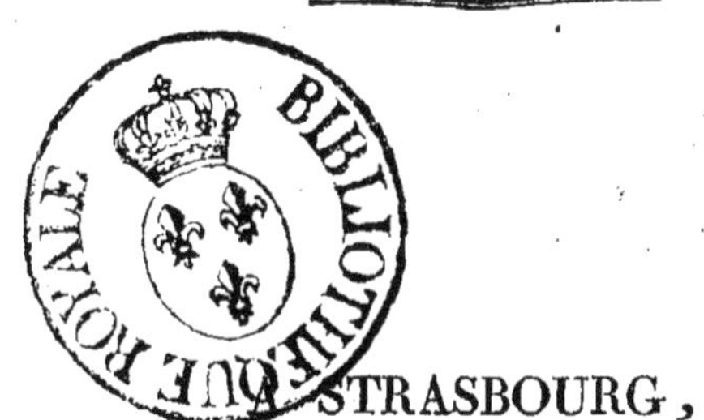

A STRASBOURG,
CHEZ L'AUTEUR, RUE DE LA DOUANE, N. 20.
A PARIS,
AU CABINET DE CONSULTATION DU CHIRURGIEN LE ROY.

PRIX : 60 CENTIMES.

1825.

Strasbourg, 4 août 1825.

A M. Le Roy, *Chirurgien-Consultant, à Paris.*

Monsieur,

Je joins aux vingt-quatre observations que j'ai l'honneur de vous adresser, quelques considérations générales sur le traitement des maladies, d'après mes propres réflexions, et celles de différens auteurs, tant anciens que modernes. Cet Opuscule pourrait, ce me semble, intéresser le lecteur, si vous aviez la bonté d'y faire toutes les corrections dont il est susceptible. Pressé par le départ de la personne qui se charge de mon paquet, je réclame toute votre indulgence pour cette chétive production, et vous proteste de tous les sentimens d'estime et d'amitié avec lesquels j'ai l'honneur d'être, etc.

Signé : Renard,
docteur en Médecine de la Faculté de Paris.

INFLUENCE
DU TRAITEMENT
SUR LES MALADIES.

Les médicamens dont les espèces sont si multipliées, inspirent en général tant de répugnance, que les gens éclairés en ont pris texte pour tourner en dérision ces formules plus ou moins compliquées, et qui produisent si souvent des effets contraires à ceux qu'on en attend. Rien dans un temps ne parut à ce sujet, plus piquant, plus propre à faire ressortir les ridicules de la Médecine, que le titre donné par Gédéon-Harvé, en 1695, à un de ses Ouvrages : *Ars curandi morbos expectatione* (l'art de guérir les maladies par l'expectation). Dans cet Ouvrage, l'auteur annonce qu'il va dévoiler les vanités, les inepties, les artifices et les impostures des médecins. Je n'entretiendrai point mes lecteurs de la critique que ce médecin fit de ses confrères.

Sthal, qui avait porté des vues si profondes sur l'histoire des maladies, a fixé le vrai sens de ce qu'on appelle Médecine-expectante et Médecine-agissante : il a joint l'exemple au précepte. Mais quelque opinion qu'on se forme sur ce point, quelque respectable que soit l'autorité de ces médecins célèbres, nous dirons cependant, avec Bouvart et le célèbre Chirac, membre de l'Académie des sciences, et avec tous les médecins qui jugent sans partialité d'après l'observation et la pratique médicale, que l'expectation, qui a pour but d'attendre les opérations successives de la Nature pour se décider, est un mode de traitement qui fait encore chaque jour un grand nombre de victimes. Les praticiens prennent souvent le change auprès de leurs crédules malades; et plutôt que d'agir, soit dans le cas de maladies récentes, soit lorsqu'ils croient leurs malades atteints de maladies incurables, ils restent expectans et attendent ; de là ces mots qui si souvent frappent les oreilles du public : *Il faut voir quel caractère prendra la maladie ; il faut attendre le retour de la belle saison, prendre l'air de la campagne, etc.*

C'est donc dans le premier cas, sinon de l'ignorance (le mot serait trop dur), mais, n'en déplaise, c'est la faute de l'art qui n'a point encore reconnu la *cause* des maladies; et, dans le second cas, c'est une honnête défaite, une petite et dernière consolation donnée quelquefois aux malades par les médecins, dont la plupart reconnaissent alors l'insuffisance de l'art, et même sa défectuosité, après avoir épuisé les ressources de la Nature par des traitemens ou des remèdes contraires à ceux qu'elle réclame. Or, la Médecine-expectante et la Médecine-palliative ne peuvent s'appliquer raisonnablement qu'aux sujets dont la guérison ne peut plus avoir lieu, à ceux enfin qui n'ont ni le courage, ni la confiance nécessaires pour prendre les seuls remèdes qui pourraient les sauver. La Médecine-expectante, dont on abuse, dont on saisit mal l'indication palliative, n'offre le plus souvent que des chances défavorables, en favorisant la complication des maladies. La Médecine-agissante, au contraire, et surtout celle qui a pour but de combattre la cause matérielle et efficiente des maladies, et de les réduire à leur plus grand état de simplicité, aura toujours sur celle-ci une supériorité incontestable. Hommage éternel soit rendu à la Médecine-agissante, et aux médecins éclairés et véridiques qui, n'ayant en vue que les progrès d'un art conservateur et le bien de l'humanité souffrante, ont prononcé affirmativement sur cette importante question !!

On a reproché à la Médecine, et souvent avec le plus grand fondement, d'être féconde en médicamens vains, superflus, ou puisés dans la classe des poisons les plus énergiques, et d'agir sans d'autre but particulier que celui de se faire valoir, et de se faire honneur de ce qui est souvent l'ouvrage de la Nature.

Ce serait un grand et beau sujet à traiter que celui des maladies qui sont fréquemment aggravées par un traitement inconsidéré, ou par un abus de remèdes contraires, lorsqu'il aurait fallu se borner à ceux qui ont le plus d'efficacité pour combattre toutes les affections morbides. L'anatomie pathologique, qui étale à nos regards les diverses altérations organiques qu'engendrent les maladies, ne prouve-t-elle pas évidemment combien sont superflues ou nuisibles toutes ces combinaisons plus ou moins variées de médicamens, tant indigènes qu'exotiques, qui tous les jours prennent la place des médicamens si bien indiqués par ces mêmes lésions que l'on trouve dans le grand livre de la Nature. Les observations de VANS-WIETEN, de BOERRHAVE, et de beaucoup d'autres praticiens très-recommandables par leurs lumières et leurs sagacité, ne prouvent-elles pas d'une manière péremptoire, qu'il faut combattre la plupart des maladies, non par l'expectation, mais par des remèdes actifs qui puissent seconder les efforts salutaires de la Nature? *Quò Natura vergit, eò ducendum est.*

L'appareil digestif se compose, 1° de la bouche et de ses accessoires; 2° du canal alimentaire qui comprend l'œsophage, l'estomac et les intestins; 3° du foie, organe de la sécrétion de la bile; 4° du pancréas qui secrète le suc pancréatique; 5° de la rate dont les usages ne sont pas encore exactement déterminés, mais dont les affections pathologiques (maladives), sont assez fréquentes, comme le prouvent l'exploration attentive des symptômes des maladies et l'ouverture des cadavres; 6° de l'apareil urinaire formé des reins, des artères, de la vessie et du canal de l'urètre; 7° enfin, du péritoine d'où naissent le mésentère et les épiploons. Toutes ces diverses parties exercent une telle influence sur toutes les fonctions de l'économie animale, et sur la production des maladies en général, qu'on doit être peu étonné des symptômes graves qu'elles manifestent, et de leur marche ordinaire vers une détermination funeste, lorsque le médecin n'emploie pas les moyens les plus propres à en prévenir les progrès ultérieurs, et qu'il néglige la purgation plus ou moins réitérée, et autres moyens auxiliaires d'après la Médecine-agissante. « C'est en ces circonstances, dit un auteur moderne, que les évacuans sont bien placés, en fixant les incertitudes, et en portant sur les intestins une fluxion imminente dont chaque organe est également menacé. »

Les purgatifs en général ont pour but de provoquer, par les voies supérieures et inférieures, des évacuations plus ou moins abondantes, et de déterminer ainsi, avec utilité pour l'économie animale, la sortie des matières diverses qui assiégent les organes gastriques, et toutes les parties constituantes de l'organisme : il est peu de moyens pharmaceutiques aussi recommandés dans les fastes de notre art. Les Anciens avaient contracté un tel amour pour les Méthodes évacuantes, qu'ils avaient en quelque sorte adapté un remède à chaque humeur qui surabondait dans les organes. C'est ainsi que la bile avait ses cholagogues (remèdes qui évacuent la bile); la lymphe, ses hydragoques (qui évacuent les eaux et les sérosités du corps); c'est ainsi qu'ils avaient créé des panchymagogues qu'ils croyaient propres à éliminer à la fois toutes les humeurs dont l'exubérance pouvait devenir préjudiciable au corps humain; enfin, leur théorie médicinale semblait n'avoir absolument d'autre base que celle des spécifiques purgatifs.

Dans la suite, sans admettre cette distinction imaginaire des purgatifs que les Anciens croyaient propres à agir sur tel ou tel système de l'économie animale, ou à évacuer certaines humeurs propres à engendrer des maladies, on reconnut généralement qu'il était peu de maladies où ils ne pussent être avantageux. Leur utilité est évidemment fondée sur l'importance des évacuations intestinales pour le plein exercice des fonctions de la vie; de là vient sans doute que les animaux se purgent par une sorte d'instinct, lorsqu'ils sont en proie aux maladies ou qu'ils en sont menacés; les évacuations sont même d'une nécessité si impérieuse, que leur suppression trop prolongée, est constamment suivie des plus funestes désordres. L'universalité de ces désordres tient manifestement à l'influence suprême que le conduit alimentaire exerce sur les autres viscères. Destiné en quelque sorte à continuer les opérations commencées par l'estomac, il devient comme cet organe, un centre de réparations et d'élaborations de tout genre, un centre d'actions et de réactions sympathiques; il est le foyer principal où l'existence est continuellement réparée et maintenue: les altérations qu'il éprouve doivent en conséquence être partagées par les différens systèmes de l'économie animale.

L'impression des substances purgatives sur le canal intestinal, y fait aborder de toutes parts les divers fluides avec plus d'abondance, et y concentre en quelque sorte les forces vitales. Ces remèdes sont d'un grand avantage dans presque toutes les affections maladives, soit qu'elles aient leur siége dans l'organe cérébral, dans les organes de la poitrine et du bas-ventre, dans ceux des sens ou à la périphérie du corps. Tous les effets qu'ils produisent s'expliquent aisément par l'évacuation des humeurs altérées, ou d'une sérosité plus ou moins acrimonieuse, et peut-être aussi par les relations sympathiques des nerfs et du cerveau. Mais cette dernière explication est purement hypothétique.

Bordeu avait parfaitement apprécié cette correspondance, que les entrailles entretiennent, non-seulement avec la tête, mais avec toutes les parties du corps; et c'est ainsi qu'il rendait raison des bons effets du dévoiement dans les maladies des yeux, de l'ouïe, dans l'apoplexie, l'épilepsie, etc., etc. Cet illustre médecin observa que la Nature elle-même suit souvent ce procédé, lorsqu'elle n'est pas secondée par l'art, pour remédier à des crachemens, à des migraines, à des douleurs pleurétiques, etc. De là le danger des constipations opiniâtres, dont les inconvéniens s'étendent à tous les autres systèmes de l'économie animale. On doit d'autant plus solliciter les selles dans les affections catarrhales en général, qu'il est constant par l'expérience physiologique, que l'action augmentée d'un système, détourne assez habituellement les divers points d'irritation qui pourraient exister dans les autres.

Baillou fait mention d'une jeune demoiselle atteinte d'une difficulté extrême de respirer. Elle se trouva infiniment mieux dès qu'on lui eut administré un purgatif : pourquoi n'a-t-on pas continué le même moyen jusqu'à parfaite guérison? qui ignore combien la correspondance des intestins, avec les autres organes, est puissante? qui ignore que les maladies en général affectent leurs crises par cette voie?

Pelgas, d'illustre mémoire, auteur de la découverte de la cause des maladies, découverte qui a donné le jour à une Méthode médicale qui est bien connue de nos jours, sous le titre de *Médecine curative*, a surpassé nos respectables ancêtres, qui à l'aide des évacuans, auxquels ils avaient plus souvent recours que les modernes, guérissaient autant de malades qu'on en tue impunément par les saignées locales et générales, par la diète, par les bains chauds, et par toutes sortes de remèdes qui ne servent souvent qu'à prolonger les maladies. En publiant la découverte de la cause des maladies; en donnant la composition d'évacuans propres à l'extraire des corps malades; substituant enfin l'expérience à l'hypothèse, cette Méthode peut faire faire les plus grands pas à la Médecine-pratique.

Les purgatifs hydragogues, dont la renommée publie chaque jour l'efficacité, ont des qualités énergiques qui se répandent jusque dans le système vasculaire; ils ont la propriété de débarrasser le sang et les autres fluides des principes hétérogènes ou nuisibles à la santé. L'expérience atteste même qu'en les employant méthodiquement et avec connaissance de la *cause* des maladies, on prévient jusqu'à l'invasion de celles-ci, et que l'on guérit bon nombre de malades condamnés ou abandonnés par les partisans des systèmes opposés à cette doctrine. Pourquoi ces évacuans ont-ils plutôt la propriété de guérir que les autres médicamens? c'est parce qu'ils transportent dans les entrailles, les affections qui règnent dans les différens organes ou viscères, et qu'ils les expulsent. En général, les remèdes dont nous parlons, et ceux qui peuvent imprimer une grande secousse aux différens systèmes organiques, contribuent singulièrement à rétablir la fonction des absorbans.

C'est par ce mécanisme que les émétiques et les purgatifs drastiques ou résineux hydragogues opèrent quelquefois si promptement dans l'anarsaque, l'ascite, etc. Un praticien de Paris, dit avoir traité une femme dont l'hydropisie avait résisté aux moyens ordinaires. Elle réclama les conseils de ce médecin, qui la guérit avec le suc de coloquinte. C'est bien ici l'occasion de rapporter un fait allégué par le célèbre M. Cruikshank. Il s'agissait d'un individu dont le genou était prodigieusement tuméfié par une accumulation de synovie. On lui administra, par inadvertance, au lieu de crême de tartre, une grande quantité de tartrate antimonié de potasse (émétique). Il en eut un violent vomissement qui dura plus de quarante-huit heures. Les convulsions extraordinaires étant une fois terminées, on trouva que la tumeur du genou était totalement dissipée. Jean Hunter donnait ses soins à un malade atteint d'un bubon qui était parvenu à sa maturité, en sorte qu'il se proposait d'en faire incessamment l'ouverture. Dans cet intervalle, ce malade eut occasion de monter sur un vaisseau ; il éprouva sur la mer des nausées, des vomissemens ; le bubon disparut, et l'opération du chirurgien devint alors inutile, etc., etc. Avis à MM. les chirurgiens-médecins qui ont plutôt recours aux instrumens piquans et tranchans, qu'aux moyens curatifs qui exemptent souvent les malades d'opérations aussi cruelles que dangereuses.

Plusieurs médecins, très-recommandables par leur sagacité et leur franchise, avouent que rien n'est plus chimérique que la croyance de tant d'hommes qui se plaisent à douer les végétaux en général de mille vertus qui n'ont jamais été constatées. Peut-on alors, après un tel aveu de la part d'hommes aussi éclairés et aussi sincères, compter sur la prétendue efficacité de tant de médicamens que les médecins administrent avec la croyance de guérir les malades? Mais l'expérience prouve au contraire que lorsqu'ils ne meurent pas victimes de toutes ces compositions pharmaceutiques, leurs maladies sont souvent aggravées, ou deviennent incurables. Il est donc évident que tout ce qu'on a écrit à ce sujet tient de l'exagération ou de l'enthousiasme des premiers hommes qui, ainsi que les Modernes, avaient intérêt de préconiser une foule de substances médicamenteuses, dont quelques-unes cependant sont douées de certaines propriétés, mais qu'on généralise trop.

Que doit-on penser de cette diversité d'opinions entre les médecins, si ce n'est que les jugemens des uns et des autres seront toujours en contradiction avec l'observation et l'expérience, tant qu'on méconnaîtra la cause primordiale ou intrinsèque des phénomènes pathologiques, et les remèdes efficaces pour la combattre. *Sublatà causâ tollitur effectus.*

Avouons donc que rien n'est plus propre à inspirer un retour humiliant sur soi-même, et des sentimens d'un profonde mélancolie, que le spectacle d'une maladie quelconque qui mène lentement, mais infailliblement le malade au tombeau, et à laquelle on n'oppose ordinairement que les secours les plus incertains et les plus précaires, tandis qu'en secondant la Nature par des évacuans propices, et à l'aide d'un régime convenable, on éloigne une source féconde d'accidens, d'illusions et d'erreurs. C'est dans des cas semblables qu'oubliant son malheureux bonnet de docteur, qui fait si souvent croire à l'infaillibilité, le médecin doit exercer sur lui-même une censure sévère, et appeler à l'instant une réforme. Que les médecins se critiquent donc eux-mêmes pour ne pas laisser ce soin aux autres, qui les ménageraient moins !

Lorsque le célèbre Stahl changea la face de la Médecine-pratique, il fit les vœux les plus ardens pour qu'on affranchît la thérapeutique, ou le traitement des maladies, de ces théories ténébreuses et mensongères qui jusqu'alors ont détourné l'art de guérir de ses plus sublimes destinées. « Je voudrais, disait-il, qu'une main hardie entreprît de nettoyer cette étable d'Augias. » Il avoue lui-même qu'il ne s'était soumis qu'en murmurant au joug de Sylvius.

Quelle confiance doit accorder le médecin clinique aux différens traitemens qu'on employe de nos jours, lorsqu'ils ne sont pas basés sur la Cause des maladies? Il est certainement douteux (lorsque le malade échappe à la mort) si c'est l'art qui l'a sauvé, ou s'il n'a fait que seconder les efforts de la Nature : qui sait même si ce n'est pas la Nature seule qui l'a guéri, et si les remèdes n'ont pas retardé la guérison! Enfin, qui sait s'il n'y a pas quelque rapport fortuit et accidentel entre l'énergie des médicamens et la disposition actuelle, en sorte que dans tout autre cas semblable, ces médicamens eussent été plus dangereux que profitables!

Un reproche bien fondé, qu'on fait encore aux médecins, c'est d'être aussi prolixes en médicamens, plus ou moins composés, dont ils ne peuvent répondre des bons ou des mauvais effets, qu'ingénieux à créer des systèmes brillans et éphémères. Rien n'est donc plus éloigné de l'expérience médicinale, que ces fictions fantastiques dont on s'efforce de s'environner, et qu'Hippocrate avait rigoureusement proscrites.

Stahl s'était plaint, avec raison, de cet échafaudage de notions futiles dont on surchargeait de plus en plus l'art de guérir, et qui ne servaient qu'à entraver sa marche. « On peut, dit-il, faire à un médecin qui ne porte auprès de ses malades que le délire de son imagination, et qui n'oppose à la fièvre dévorante que de frivoles raisonnemens, ce reproche que Sénèque faisait aux sophistes, que tout leur savoir se réduisait à de vaines subtilités, et ne faisait que donner carrière aux passions, qu'ils auraient dû s'attacher à modérer. » L'esprit humain se dégrade lorsqu'il veut substituer les informes résultats de ses petites combinaisons à l'ordre réel des choses ; il s'avilit par ces vaines hypothèses, dont tout l'effet est de se familiariser avec l'erreur, et qui s'évanouissent tôt ou tard comme des ombres devant l'expérience, devant une raison froide et lumineuse. Tous ces faux dehors de la science médicale, tout-à-tour dignes objets des traits satyriques de PLINE, MONTAIGNE, BACON, ROUSSEAU, MOLIÈRE, FONTENELLE, CONDORCET, MÉNARD, et de plusieurs publicistes modernes, n'offriront jamais qu'instabilité, jactance, conjectures, disputes interminables, rivalité pleine de dissension et d'aigreur, combats éternels de l'amour-propre, titres enfin de déraison et de plaisanterie.

L'observation qui s'avance toujours à pas lents, mais d'une manière ferme et sûre, fait revenir sur soi-même ; on parvient à restreindre des vues trop générales, et on est ramené peu à peu à des idées plus saines et plus conformes à la vérité. Pourquoi cette stérile profusion de médicamens, et ces frais inutiles d'érudition que font certains auteurs dans leurs Méthodes de traitement des maladies en général, en nous vantant tour-à-tour des remèdes aussi multipliés que préjudiciables à l'économie animale! Tous ces petits moyens, et les raisonnemens frivoles et versatiles dont on cherche à s'étayer, ne doivent-ils pas disparaître devant une indication majeure, qui est celle d'observer avec soin la marche de la Nature, qui tend à une résolution bénigne, et de la seconder simplement par les moyens les plus propres à favoriser les mouvemens salutaires qu'elle excite elle-même? Pourquoi encore retrouve-t-on si souvent dans l'histoire des écoles célèbres de Médecine, comme dans la conduite de tant de médecins, des traces si profondes de l'esprit de parti, de haine ou d'envie, qui divise si souvent les hommes, et fait rejeter par les uns, sans distinction, ce que les autres ne cessent d'admirer avec impartialité? N'est-ce pas en voulant tout expliquer qu'on a encombré la Médecine de théories vaines et d'hypothèses, et qu'on s'est écarté sans cesse de la vraie route de l'observation et de l'expérience? Or, les résultats de l'observation et de l'expérience, qui sont si propres à nous désabuser sur les prétendus succès de tant de médicamens anciens et nouveaux, nous ramènent directement au principe fondamental de toute Méthode de traitement, qui consiste à seconder la Nature, et à lui fournir les moyens les plus propres à développer ses efforts salutaires, par l'emploi des évacuans, celui d'un régime convenable, et des autres préceptes de l'hygiène.

On peut dire sans fiel et sans ironie, qu'on a toujours aimé la polypharmacie comme on aime l'erreur, et que l'art est encombré de remèdes et de formules. C'est là ce qui faisait dire si plaisamment à BORDEU, qu'il y avait souvent dans la tête de certains médecins, plus de drogues que dans un cabinet d'histoire naturelle. La fureur de médicamenter diversement ou spécifiquement, a été si universelle, que la thérapeutique a envahi jusqu'aux objets les plus dégoûtans de la Nature. On est allé jusqu'à mettre à contribution les excrémens du chien, sous le titre fastueux d'*Album grecum*. On a recherché les choses les plus extraordinaires et les plus bizarres; et ce délire n'est point encore ralenti. Par une juste dérision, le bon et naïf MONTAIGNE disait des médecins de son temps: « Le choix même de la plupart de leurs drogues est aucunement mystérieux et divin; le pied gauche d'une tortue, l'urine d'un lézart, la fiente d'un éléphant, le foie d'une taupe, du sang tiré sous l'aile droite d'un pigeon blanc: et pour nous autres *coliqueux* (tant ils abusent dédaigneusement de notre misère), des crotes de rat pulvérisées, et telles autres singeries qui ont plus le visage d'un enchantement que d'une science solide. »

Que signifient encore aujourd'hui ces remèdes plus ou moins composés et désignés ridiculement sous le nom impropre de: Pilules polychrestes, pilules *sine qui bus*, pilules cochées, poudre de sympathie, poudre de joie, poudre universelle, poudre des trois diables, électuaire de chasteté, tablettes mâles ou de magnanimité, onguent des apôtres, emplâtre de *manus Dei*, catholiques doubles, catholiques simples, etc., etc.? Avec cet attirail de recettes vaines et séduisantes, les médecins s'attachent à combattre les symptômes les plus grossiers et les plus apparens. L'art est bien appauvri par tant de fastidieuses inutilités.

Que signifient ces expressions triviales qu'on remarque dans tous les Ouvrages de Médecine, en parlant des propriétés médicinales des végétaux : que telle plante est vulnéraire, détersive, désobstruaute, apéritive, qu'elle est hépatique, qu'elle brise le calcul de la vessie, qu'elle facilite l'accouchement, qu'elle prévient l'avortement, qu'elle diminue les règles trop abondantes, qu'elle adoucit l'âcreté de la pituite, qu'elle guérit la morsure des serpens, qu'elle dispose à la gaieté, aux plaisirs de Vénus, etc. Tel est encore dans ce siècle, le verbiage scolastique et suranné de plusieurs graves docteurs de notre art. Si pendant qu'ils argumentent d'après des principes si défectueux, la Nature résiste à leurs propres méthodes, et triomphe du mal dont ils sont les témoins, ils s'attribuent son succès et s'en applaudissent.

Mais ce n'est pas uniquement par leurs erreurs que les médecins ont prêté à rire aux gens du monde. Leurs fréquentes contradictions, leurs disputes scandaleuses, etc, ont souvent égayé les philosophes de tous les âges. On connaît à ce sujet la phrase épigrammatique du bon Montaigne : « Si votre médecin ne trouve pas bon que vous dormez, que vous usez de vin ou de telle viande, ne vous *chaille*, je vous en trouverai un autre qui ne sera pas de son avis. » Comment s'accorder, en effet, dans une matière depuis si long-temps obscurcie par l'épais nuage des plus chimériques hypothèses ! Voici un passage extrait des œuvres de Sydenham, qui prouve qu'un médecin à recettes à été justement comparé à un aveugle armé d'un bâton ; il frappe au hasard et indistinctement la maladie ou le malade. Ce passage explique clairement, ce me semble, que tous les remèdes, quels qu'ils soient, sont sans effet, ou nuisibles aux malades, s'ils n'ont pas la propriété de détruire la cause efficiente des maladies. Mais laissons parler Aretée et Sydenham : Le premier remarque que plusieurs malades ne guérissent que lorsque les médecins se retirent. « Je ne rougis pas d'avouer, disait SYDENHAM, que dans le traitement des fièvres, lorsque je ne voyais pas assez clairement la conduite que je devais tenir, j'ai souvent cru agir avec prudence, autant pour le malade que pour moi-même, en me tenant dans l'expectation ». (Néanmoins le doute et l'embarras de ce grand praticien, ne doivent pas autoriser à suivre son exemple en pareille circonstance.) « En effet, dit-il, pendant qu'en cherchant la maladie, je recherchais aussi le meilleur moyen à lui opposer, souvent elle s'est guérie d'elle-même (sans doute parce que les forces médicatrices de la Nature étaient plus puissantes que celles de l'art), ou elle est revenue à un type qui m'a évidemment démontré quelles étaient les armes qu'il me fallait prendre pour la combattre. D'ailleurs il est de fait que le médecin ne doit pas toujours tendre à guérir (ce paradoxe n'est sans doute applicable qu'aux maladies incurables); et il est des occasions où un traitement indiscret produit quelquefois un plus grand mal que celui que l'on cherche à éviter.» « J'aimerais mieux, disait STOLL, qu'on ne tentât aucun moyen, que de recourir insensément à des moyens qui ne répondent point à la cause ni au caractère de l'affection, et qui troublent les efforts salutaires de la Nature ». (Que de preuves n'a-t-on pas de ces deux assertions, par l'emploi journalier des palliatifs !)

A quoi bon ce vain luxe qu'étalent avec ostentation et magnificence certains praticiens dans la prescription des médicamens? GAUBIUS recommande d'employer, de préférence, des remèdes qui coûtent peu, lorsqu'ils égalent d'ailleurs par leurs propriétés, les remèdes qui coûtent beaucoup; toutefois, comme le remarque ce célèbre médecin, il faut avoir de la condescendance pour le luxe des riches, qui n'ont pas de foi aux substances qui seraient de peu de valeur. De là est venu l'usage médicinal des émeraudes; de là l'invention des pilules dorées, argentées, etc. Enfin chacun connaît ce vieil adage : *Vulgus vult decipi, decipiatur*. Voilà la fraude, voilà les manœuvres peu délicates que l'on emploie encore de nos jours, et que l'on a l'audace de présenter comme un amour sincère du bien public. On ne met pas au grand jour les motifs qui font agir un grand nombre de ceux qui se disent les amis et les conservateurs de l'humanité; mais le public les pénètre : *amor nummi*, l'amour des richesses.

A quoi sert de multiplier les prescriptions médicinales alors même qu'elles sont superflues? Cette précaution, dit-on, rassure des malades alarmés, et l'humanité commande qu'on les console quand on n'a pas l'espoir de les guérir. Mais les critiques, dans une telle circonstance, ne diront-ils pas que si la médecine n'est salutaire aux malades, elle est bonne pour le médecin, et que tels sont les motifs qui empêchent de substituer généralement à la médecine palliative, des remèdes qui opèrent des cures inespérées?

Il est encore des médecins qui, pour faire un vain étalage de leur habileté et de leur instruction, compliquent leurs formules, et adaptent, pour ainsi dire, une drogue à chaque symptôme de la maladie. Mais ce procédé est illusoire et même dangereux; car souvent les substances se neutralisent par leur alliage, leur mélange, ou leur combinaison. Quel est le médecin qui, certain de la propriété d'un médicament, oserait décider que son mode d'agir n'est pas contraire en l'associant à tel autre? Qui peut apprécier les décompositions qui résultent du mélange des substances dans ces recettes polypharmaceutiques, dont le vrai médecin s'indigne et s'effraye en considérant l'incohérence et la longue nomenclature des drogues qui le composent? *Summa medicina his minimè uti medicamentis.* Il importe surtout de songer aux causes dont la destruction entraînera celle des symptômes. Telle est la maxime d'Hippocrate et des vrais observateurs. C'est effectivement la destruction de la cause prochaine et efficiente des maladies que les praticiens doivent avoir en vue; car tout traitement qui ne produira pas ce résultat, sera vain ou dangereux.

Ne peut-on pas dire, en quelque sorte, des propriétés médicinales des remèdes palliatifs, ce qu'on a dit des eaux minérales, dont la superstition et l'ignorance en ont peut-être consacré l'usage. Les Anciens, dit **Pline**, croyaient qu'une divinité tutélaire et amie des hommes présidait à la garde de chaque source d'eau minérale. Mais pourtant celles que l'on vante le plus sont souvent bien au-dessous de leur réputation; les médecins qui les conseillent, aiment mieux croire à leurs vertus exagérées, que d'en constater l'utilité par des expériences positives. Nous sommes donc à présent assez instruits par l'expérience, pour savoir ce qu'on doit penser, en Médecine, de tous ces vains moyens préconisés par la prévention, l'erreur et la cupidité. Aussi les eaux minérales sont-elles, en quelque sorte, le dernier refuge des malades et des médecins; ceux-ci, comme l'observe **Stahl**, y trouvent la justification de leur ignorance, et les malades celle de leur aveugle crédulité. Lorsque ces eaux ne produisent pas tout le bien qu'on désire, ce qui n'arrive que trop souvent, les médecins en concluent faussement que le mal est incurable.

Prosper Martian, l'un des hommes qui rappellent le mieux le goût antique de l'observation, se demande pourquoi les crises sont aujourd'hui plus rares que dans les temps anciens? il en trouve la cause dans l'abus qu'on fait des rafraîchissans. **Freind** traite également d'insensés ceux qui fondent tout leur espoir de curation sur de semblables remèdes; et **Brawe** de Hanovre, qui s'est également occupé de ce sujet, s'exprime de la manière suivante : *Sed usitatissimis etiam in febrium curatione medicamentis antiphlogisticis, si ultra quàm febris postulaverit, illis utaris, acidis præsertim et natro cocties febrium vires infringi ipsæ que crises difficiliores reddi poterunt.* (Dissert. de coctionis atque crisis impedimentis, etc.)

On est d'autant plus porté à abuser des rafraîchissans, qu'une soif ardente est le symptôme de plusieurs maladies aiguës. Les praticiens ont eu occasion d'observer cette soif extraordinaire chez des enfans dont la membrane muqueuse intestinale était parsemée d'aphtes ; les tisanes orgées qu'on leur prodiguait, ne faisaient qu'accroître l'incendie des organes internes, ce qui prouve que les médecins ont très-souvent tort de prendre la soif des malades comme une indication pour l'emploi des remèdes rafraîchissans.

En admettant des méthodes défectueuses, que d'erreurs acquises et accréditées, que d'efforts mal dirigés, que de veilles perdues ! L'esprit humain déplore son propre sort lorsqu'il songe au temps inutilement rempli et consumé par les labeurs d'une foule d'hommes sans cesse trompés, et sans cesse crédules.

Quelques auteurs avaient tenté d'opérer cette heureuse réforme de la Médecine-pratique; mais Pelgas, et son successeur ont dignement rempli cette tâche indiquée par Stahl. Quel service en effet, ces deux hommes n'ont-ils pas rendu à la Médecine et à la Chirurgie, en faisant voir qu'en rapportant ainsi qu'ils le font, toutes les maladies internes à une seule et même Cause, on peut les détruire par une seule classe de remèdes ! Mais hélas ! combien cette courageuse entreprise leur a-t-elle attiré de sarcasmes et d'anathèmes ! il est donc bien vrai que la voie de l'immortalité est pleine d'écueils, et que l'homme d'un rare mérite, principalement celui qui froisse quelques intérêts particuliers, n'y consacre son nom qu'après avoir surmonté les plus grands obstacles.

Sur les principes de Pelgas, M. Le Roy est enfin parvenu à fonder sa doctrine médicale; il prouve l'unité et l'identité de la Cause des maladies par plus de soixante années de pratique, partagée entre son maître et lui, et honorablement soutenue par de nombreux et brillans succès qu'il fait connaître. Cette belle et précieuse découverte a attiré, comme il en devait être, de toutes parts sur son auteur et son propagateur, l'estime, le respect et l'admiration de beaucoup d'hommes, mais en même temps, la vindicte et la haine de beaucoup d'autres non moins injustes que peu charitables. Telle est souvent, en place de récompense, la part accordée aux hommes qui visent à la commune utilité, ou se frayent un chemin à la gloire, en s'élevant au-dessus de leurs rivaux! Les médecins en général feignent de méconnaître la cause unique des maladies (par des motifs que chacun croit connaître), ce qui les entraîne à commettre auprès des malades, des fautes souvent impardonnables.

Le praticien qui néglige la cause primitive des maladies, est comme un homme privé de la vue; il ne procède que par des tâtonnemens incertains, et il s'égare d'autant plus, que le hasard seul a pu le porter, quelquefois, sur la route même des succès. C'est donc l'examen approfondi de la Cause qui rend les combinaisons de l'art plus exactes et plus rigoureuses, comme l'observe le savant et judicieux Fernel, qui s'exprime en latin, et dont je vais essayer de rendre la pensée. «Ainsi que les philosophes contemplent attentivement toutes les choses de la Nature, et s'étudient à en connaître les causes, par la raison qu'on ne peut avoir qu'une connaissance imparfaite d'une chose dont on ignore l'origine, de même les médecins, qui s'occupent spécialement de ce qui a pour objet la santé de l'homme, doivent surtout connaître les causes efficientes des maladies, connaissance sans laquelle ils ne sauraient les prévenir ni les détruire.»

La Médecine, a-t-on dit, ainsi que la Religion, doivent être couvertes des ombres du mystère, et c'est du fond d'un antre sacré, qu'elles doivent toutes deux rendre leurs oracles. Les gens éclairés, a-t-on dit encore, n'ont pas besoin d'instruction, et pour le peuple elle est dangereuse. Je ne suis pas de cet avis: la Médecine ne doit pas être mystérieuse; il n'y a de comparaison entre elle et la Religion, que celle qu'en ont bien voulu faire certains hommes, d'après leurs combinaisons qui, certes, ne furent que pur charlatanisme et de l'hypocrisie manifeste envers la Religion, car il est évident que l'instruction et la connaissance de la Religion sont profitables à tous les hommes. Espérons donc que les ténèbres se dissiperont; déjà une aurore désirée présage un jour plus pur, et bientôt l'on parlera de la Médecine en style intelligible.

Le médecin doit être un praticien de bonne foi, appliquant une théorie lumineuse aux leçons de sa longue expérience; c'est dire assez que le jeune médecin doit se méfier de ses demi-connaissances, et que souvent on lui préférerait telle garde-malade, et surtout telle sœur d'hôpital, vieillie dans la méditation et l'exercice du plus utile des arts.

L'observation et l'expérience journalières prouvent, d'une manière péremptoire, que le problême général qu'un médecin avait proposé à résoudre, vers le commencement du siècle dernier, se trouve pleinement résolu dans la Méthode qui traite si clairement de la cause des maladies. *Une maladie étant donnée, trouver le remède:* c'est ce qui marque, ont dit les Modernes, plus de présomption que de lumières et de sagesse, attendu que la solution d'une question aussi générale leur paraît impossible. Un soutenant thèse n'est point obligé de rendre raison de sa thèse comme il est tenu de satisfaire aux instances d'un opposant. Non-seulement la doctrine dont je parle, *prouvée et justifiée par les faits*, ainsi qu'on le peut voir dans les Ouvrages de son auteur, a résolu la question qui jusqu'alors avait paru insoluble à ses contradicteurs, mais elle démontre chaque jour la vérité de ses assertions, par un grand nombre de faits notoires et incontestables. Ce qui n'est point un paradoxe, c'est que le défenseur en justice n'est point obligé (pour l'ordinaire) de prouver son droit, ou de mettre en avant le titre de sa possession; mais il lui tombe à charge de répondre aux raisons du demandeur.... Eh bien! que peut-on objecter aux nombreux faits de pratique dont s'enrichit chaque jour la doctrine entièrement dévolue à la purgation? C'est à l'objection d'entamer la matière, et il suffit à celui qui répond de dire : oui ou non. Quelles sont donc, je le répète, les objections que les antagonistes, ou plutôt les ennemis de cette doctrine, font à ses principes, fondée qu'elle est sur l'expérience et l'observation? Quand quelqu'un propose un argument qu'il prétend être invincible, je puis me taire en l'obligeant seulement de prouver en bonne forme toutes les énonciations qu'il avance.... Eh bien! c'est ce qu'a fait et ce que fait encore chaque jour l'inestimable auteur dont nous parlons. Je compare encore le soutenant à un commandant assiégé, couvert par ses ouvrages de fortifications, et je dis que c'est à l'attaquant de les ruiner; et que le soutenant n'a point besoin de se mettre en évidence, parce que c'est à l'opposant d'en user contre lui, et à se faire jour par ses batteries, afin que le soutenant ne soit plus à couvert... Quand on se contente de soutenir la vérité du problème dont il a été fait mention, on n'a pas besoin de recourir aux maximes philosophiques générales ou particulières pour la preuve; et lorsqu'un être nous oppose quelques maximes philosophiques, ce n'est pas à nous de prouver d'une manière claire et distincte, que ces maximes sont conformes à notre dogme, mais c'est à notre adversaire de prouver qu'elles y sont contraires. «Le bon sens, dit un savant controversiste, s'accorde avec toutes les lois divines et humaines pour imposer à celui qui trouble une ancienne possession, la nécessité de dire ses prétentions, et de produire ses titres. A ce seul refus, tout plaideur est évincé : c'est le règlement et le style du droit.»

Les auteurs les plus recommandables en Médecine, avouent qu'en général, les palliatifs dans un grand nombre de maladies, ne produisent que des effets passagers, et que les excitations momentanées qui en résultent, sont souvent remplacées par un état de débilité encore plus dangereux. Ceci fait voir, disent-ils, jusqu'à quel point sont insuffisans les secours ordinaires de la Médecine; peut-être même que sur ce point il y a des bornes qu'elle ne pourra jamais franchir, sans qu'on n'en puisse accuser que l'homme lui-même, qui porte quelquefois ses excès jusqu'au dernier degré de déraison et de folie. Voilà un aveu bien sincère de la part des médecins, touchant l'insuffisance et les dangers des moyens qu'emploie journellement la Médecine-palliative dans le traitement des maladies.

Quels reproches ne fait-on pas au médecin qui, dans le traitement d'une maladie dont il n'a saisi ni la cause, ni le vrai caractère, ni l'ensemble des symptômes, prescrit un assemblage monstrueux de substances combinées fortuitement, ou qui prodigue vainement des médicamens propres à intervertir la marche de la Nature, ou à créer de nouvelles affections !

Le docteur Reil, professeur en l'Université de Halle, dans son *Traité* sur la connaissance et le traitement des fièvres, a publié aussi sa doctrine particulière sur leur cause prochaine. Son principe fondamental est que les maladies regardées en général comme des affections de tout le système organique, tiennent essentiellement à quelque altération de la matière animale, et que la cause prochaine de la fièvre, etc., n'est autre chose qu'une pareille altération, dont l'effet nécessaire est un changement dans l'action des organes qui en sont atteints. Ces changemens, ajoute-t-il, sont pour nous les seuls indices de l'existence de la maladie; ils fournissent les seuls traits caractéristiques auxquels nous puissions en distinguer les espèces ; mais la cause qui les produit, et qui seule pourrait nous faire connaître la nature intime de cette affection, a jusqu'à présent échappé à nos sens; mais elle n'a pas échappé à la sagacité de Pelgas et Le Roy.

La question est présentement décidée. Une maladie quelconque dépend toujours de l'altération réciproque des fluides et des solides; on combat cette affection en détruisant le principe corrupteur des humeurs. Ne vaut-il pas mieux consulter l'expérience, qui nous prouve la vérité de cette assertion, que de se livrer à des hypothèses ou à des assertions vagues sur les causes et sur le traitement des maladies ? Doit-on s'en rapporter au témoignage de certains auteurs qui ont toujours méconnu, et qui méconnaissent encore ce point fondamental de la Médecine-pratique ? Non.

La doctrine fondée sur la purgation éprouve de très-grandes oppositions : elle a cela de commun avec la plupart des découvertes utiles dans les sciences et les arts. Mais sans parler des injustes persécutions que la malveillance et l'esprit de parti ont fait éprouver aux auteurs d'importantes découvertes, à ces rares génies dont la proscription fut souvent la récompense de leurs utiles travaux, voyons quel fut le sort du quinquina, à l'époque où les Espagnols le firent connaître en Europe. Dans ce temps-là, les uns le regardaient comme un remède divin, les autres, comme un poison ; et l'animosité ayant augmenté les préjugés, il a fallu près d'un siècle avant que tous les esprits fussent fixés sur son véritable usage. Eh bien ! n'en est-il pas de même à l'égard du système des évacuans ? Quelle divergence d'opinions ! que de sarcasmes envenimés ! que d'anathèmes, que d'exécrations vomies par le *peuple-médical* contre le vénérable auteur de cette doctrine, et ses ayant-cause !!!..

Mais, enfin, il paraît que l'on reviendra des préventions défavorables aux évacuans de cette Méthode. En effet, l'insuffisance et le danger de la plupart des autres remèdes, l'efficacité des évacuans de la nature de ceux dont la composition nous est donnée, les cures admirables et sans nombre qu'ils ont opérées et qu'ils opèrent chaque jour, le nombre de maladies de toutes espèces dans lesquelles ils sont les souverains remèdes, leurs bons effets dans les maladies chirurgicales les plus fâcheuses, le bien être, la force, la gaîté dans lesquels ils mettent ceux qui en font usage : tous ces bienfaits ont enfin dessillé les yeux d'un grand nombre de personnes victimes des préjugés et de l'erreur. Bientôt on donnera unanimement à ces médicamens le premier rang parmi les remèdes les plus efficaces. Déjà l'on n'ajoute plus foi à ces vaines déclamations, à ces prétendus dangers auxquels ils exposent, disent certains médecins, les personnes qui en font usage. L'on est au contraire persuadé qu'ils préviennent et détruisent la plupart des maux dont on les a rendus fauteurs, et que s'ils nuisent quelquefois, ce n'est, comme toutes les bonnes choses, que quand ils sont falsifiés ou mal ordonnés, ou mal pris, ou enfin lorsqu'ils ne peuvent plus être d'aucune utilité.

L'homme qui le premier conçut l'idée d'appeler à l'extérieur du corps, une affection qui portait ses ravages dans l'intérieur, d'établir un point d'irritation vers lequel les propriétés vitales peuvent être avantageusement dirigées dans quelques occasions, de déplacer ou de généraliser, en quelque sorte, le centre de l'irritation morbifique, en dispersant ses élémens, et en les distribuant sur un plus grand nombre d'organes, et formant habituellement et continuellement des issues par où s'écoule une matière morbifique, une sérosité dont l'évacuation est d'une utilité incontestable, cet homme trouva l'un des dogmes les plus importans de la pratique de notre art : cette idée est due à Hippocrate.

Mais les médecins et chirurgiens qui ont marché sur les traces de ce célèbre praticien, en manifestant les mêmes principes, n'ont-ils pas encore mieux servi la thérapeutique médicinale, en introduisant dans la pratique des évacuans qui agissent à la fois sur tous les émonctoires qu'ils mettent à contribution, sur tous les organes excréteurs et sécréteurs de l'économie animale, pour évacuer les humeurs altérées ou la matière morbifique, cause productrice des maladies ? Ainsi donc, les épispastiques en général, et les exsutoires proposés par le Père de la Médecine et ses sectateurs, sont souvent dépourvus d'efficacité sans le secours de la purgation, plus ou moins réitérée, tandis que celle-ci se suffit souvent à elle-même (étant bien administrée) pour triompher des maladies les plus réfractaires à la Médecine hippocratique.

Relativement aux émissions sanguines, qu'on pratique de plusieurs manières, une seule jette souvent dans un état absolument incurable, et les maux qu'elle fait ne se réparent que très-difficilement : combien ne pourrait-on pas en citer de tristes exemples! Dans quelque état que ce soit, et quelque robuste que soit le sujet, il n'arrive que trop souvent que ces saignées, plus ou moins répétées, sont très-nuisibles, qu'elles affaiblissent, énervent, vieillissent, diminuent la force de la circulation, détruisent les digestions, et jettent dans l'hydropisie, ou occasionnent des affections catarrhales, etc.; enfin, en affaiblissant le genre nerveux, elles produisent les vapeurs, l'hypocondrie, et toutes sortes de maladies nerveuses.

Quels avantages ne nous offre pas la doctrine opposée! Quelques imprudences ont servi à ses antagonistes pour la décrier; mais tous les assauts qu'on lui a livrés, loin d'avoir ébranlé son pouvoir, lui ont acquis, à un plus haut degré, l'estime et la confiance publiques. Le temps, seul destructeur des préjugés, la propagera de plus en plus, et la fera prospérer en dépit des envieux. Ses détracteurs ont voulu infirmer la vérité de ses propositions. Ce n'est point ici le lieu de faire voir les sophismes de leurs argumens; mais j'en appelle hardiment au témoignage de la voix publique, *Vox populi, vox Dei*, et au sentiment intime de chaque individu qui n'aura point encore été prévenu sur cette matière, et dont on n'aura point imbu l'esprit de faux préjugés, ou alarmé la conscience par des scrupules chimériques.

Les nombreux succès que cette Méthode obtient chaque jour, prouvent irrévocablement que la théorie et la pratique ont entre elles des connexions si étroites, qu'elles concourent toutes deux à produire les mêmes avantages ou les mêmes résultats. Le bâtiment est fini, et l'on voit sans crainte les différens orages qui peuvent encore l'assaillir, mais dont aucun ne l'ébranlera.

La médecine-évacuative, et par conséquent curative, a sur la médecine-palliative des avantages inappréciables; plus je l'exerce, plus je me convaincs de son utilité et de la futilité des objections de ses antagonistes. La proscrire parce qu'elle ne peut sauver tous ceux qui y ont recours, c'est manquer de sens; la proscrire ou la diffamer parce qu'elle a été mal appliquée, par des étourdis ou par des ignorans, c'est manquer d'équité, et se livrer à l'esprit de parti, toujours aveugle, et toujours enclin à mal faire.

Si quelque chose peut nuire actuellement à ce mode de traitement, c'est bien moins les objections de ses adversaires, objections dont on a démontré tant de fois la futilité, que le mauvais usage qu'on pourrait en faire.

Un ancien praticien, le savant Bosquillon, dont j'ai suivi long-temps la clinique à l'Hôtel-Dieu de Paris, mais dont la vaste érudition était trop systématique; ce médecin, dis-je, qui abusait des émissions sanguines dans la plupart des maladies, disait en parlant de la purgation, qu'il arrive fréquemment qu'en la prescrivant l'on perd autant que l'on gagne. Oui la purgation, convenablement administrée, accélère la guérison des malades, et peut en même temps porter préjudice aux intérêts de médecins, de pharmaciens qui spéculeraient sur la durée des infirmités, ce qui ne se présume pas. Ainsi, l'observation du Docteur fût-elle vraie, à l'égard des médecins, serait sans application pour les malades; et fausse dans le sens de son auteur.

Faut-il être surpris que l'on ait recours à l'empirisme, à la médecine uniquement fondée sur l'expérience, lorsqu'on a reconnu l'impuissance de l'art, et lorsqu'à la honte de celui-ci, l'on voit le premier constamment réussir? A-t-on bon droit de repousser des remèdes que de nombreux succès accréditent chaque jour depuis plus de soixante ans, dans les mains de deux hommes qui ont su en reconnaître en quelque sorte plutôt l'objet que le mérite; remèdes employés jadis, long-temps avant et depuis Hippocrate, et reproduits par ces modernes praticiens avec une direction nouvelle qu'ils ont habilement su leur donner? L'humanité souffrante les réclame, et peut s'en aider par le fait seul que l'efficacité en est prouvée, et qu'ils ne sont pas tenus secrets ; que de plus, ils ont été introduits dans la pratique médicale par des chirurgiens qui ont exercé l'art de guérir, après avoir rempli les formalités légales. Où est, dans ce cas, l'empirisme? Serait-il confondu avec la vraie, l'utile observation? Évitons, s'il se peut, de confondre ce qui ne doit jamais être confondu, de même que l'abus des mots, et tout ce qui peut conduire à méconnaître de vrais principes.

Des systèmes échafaudés, reposant uniquement sur des conjectures, peuvent-ils former une science? Il était réservé à Pelgas de reconnaître le véritable principe constitutif d'une vraie science, le même qui repose dans la Nature; et il était, ce me semble, écrit dans le livre du destin, que ce principe, sans lequel il ne peut être de véritable art de guérir, serait enfin porté au grand jour; car, jusqu'à notre époque, aucun livre de médecine ne nous avait encore parlé de la cause des maladies, sinon, ou tout au plus, vaguement et d'une manière bien insignifiante.

Des médecins avoués croiraient-ils avoir encouru le blâme de leurs collègues, en prenant, pour les rendre utiles à l'art même qui les a repoussés, la défense de remèdes que les anti-philantropes n'ont pu proscrire? Il n'est pas, comme je l'ai déjà dit, sans exemple, dans l'histoire de cet art, si fécond en conjectures et en disputes interminables, que des découvertes utiles, des pratiques nouvelles, aient été rejetées d'abord, puis, long-temps après, soient rentrées dans le domaine de la Science, dont elles sont devenues les plus illustres monumens, ainsi que des attestations formelles de l'injustice des hommes.

De combien d'anathèmes et de proscriptions n'a-t-on pas frappé l'antimoine, le mercure, le quinquina, l'inoculation de la petite-vérole, etc., lors de leur introduction dans la pratique? On avait injustement décoré du titre pompeux de panacée, de spécifiques, tous ces petits moyens médicaux, et beaucoup d'autres encore, avant que l'identité de la cause efficiente des maladies et les remèdes les plus efficaces pour les combattre ne nous fussent annoncés.

Que de tracasseries n'ont pas essuyées frère Jacques pour son procédé de la taille oblique, et frère Côme pour son lithotôme caché? Ne vaudrait-il pas mieux avouer son insuffisance que de consacrer l'erreur et l'ériger en dogme médical? Ne vaut-il pas mieux employer des remèdes qui ont toujours été expérimentés avec succès pendant plus de soixante ans, pour en fixer de nouveau les avantages, en prévenir les abus, et les faire tourner au profit de la Science, que de les décrier par prévention, par injustice, et de les rejeter sans examen?

L'oracle de Cos, et après lui, le sage Méad, ne nous font-ils pas un précepte de questionner même les gens du peuple, pour apprendre d'eux s'ils ont quelques secrets ou recettes propres à guérir? dociles à ces avis, nous recueillons, chaque jour, une suite d'observations pour constater l'inocuité et l'efficacité des précieux évacuans de la Méthode purgative.

Ces médicamens, prudemment administrés (toutes choses égales d'ailleurs) et modifiés selon l'âge, le tempérament et l'idiosyncrasie du sujet, offrent les résultats les plus avantageux dans le traitement des diverses affections pathologiques (maladies), même de celles que l'erreur et l'impéritie osent souvent déclarer incurables. N'est-ce pas une prévention aveugle ou condamnable, mais toujours bien funeste à l'humanité souffrante, que de préférer des moyens aussi incertains, à des remèdes dont la composition est bien connue, et qui opèrent chaque jour sous nos yeux, et dans presque tous les pays du monde, des cures inespérées sur le plus grand nombre des malades?

Non-seulement ces médicamens doivent tenir un rang distingué parmi les moyens usités dans le traitement des maladies en général, mais encore ils méritent sur eux une préférence marquée. Ces remèdes, outre qu'ils exercent leur empire sur toute l'étendue du canal alimentaire, excitent encore l'action des vaisseaux absorbans, et, par cet effet secondaire, ils attirent les fluides de toutes les parties du corps; ils procurent une abondante évacuation de sérosité; ils sont donc éminemment utiles dans le traitement des maladies aiguës ou chroniques. Mais dans les maladies rebelles, ils ont quelquefois besoin d'être long-temps soutenus.

Par quelle fatalité singulière voudrait-on donc rejeter des remèdes qui remplissent doucement, puissamment et efficacement les indications nécessaires pour guérir radicalement les malades?

Ces remèdes, par le ton qu'ils donnent à tout le système, et par les révulsions avantageuses qu'ils opèrent, fortifient les malades; ils relèvent le ton de tous les systèmes par une transmission rapide et successive de leur puissante énergie. Les informations les plus exactes prouvent que les personnes affaiblies par la maladie, et par des traitemens infructueux, ont repris toutes leurs forces par leur usage; ce qui se conçoit sans peine, puisque l'évacuation des humeurs corrompues met les viscères en liberté, relève le ton des vaisseaux, et par une conséquence immédiate et nécessaire, facilite la circulation, la respiration, aide à la digestion, à la nutrition, fait couler les urines, rappelle le sommeil, les forces et la santé. Ces remèdes agissent donc doucement, puissamment et efficacement.

S'ils agissaient violemment, comme le répètent méchamment ceux dont peut-être ils froissent les intérêts et l'amour-propre, ces remèdes ne produiraient que de l'irritation (tandis qu'ils la combattent comme par enchantement), et alors point d'évacuation, d'absorption, ou ils produiraient des superpurgations; dans les deux cas, on n'en pourrait continuer l'usage.

S'ils agissaient faiblement, à l'instar de certains évacuans, leurs effets se borneraient aux évacuations des matières contenues dans les intestins; il faut cependant qu'ils agissent assez énergiquement pour redonner à l'estomac et aux intestins, la sensibilité et la contractilité qu'ils ont perdues par leur macération dans les liquides de mauvaise nature.

Enfin, ces remèdes agissent efficacement, puisqu'ils procurent l'évacuation des humeurs, non-seulement par les selles ou les grandes voies, mais qu'ils les font encore sortir par les divers émonctoires de l'économie animale.

Concluons qu'un tel traitement, basé sur des faits de pratique aussi nombreux qu'irrécusables, surtout si l'on emploie un régime analeptique ou fortifiant, ne peut manquer d'être couronné des plus brillans succès, et qu'il mérite la préférence sur tous les moyens employés jusqu'à ce jour.

Qu'on oppose aux évacuans dont nous parlons, d'autres médicamens qui opèrent plus de guérisons, on doit encore les admettre, fussent-ils même des secrets.

Si l'on jette un coup-d'œil général et réfléchi, sur toutes les observations de la Médecine-pratique, qui viennent à l'appui de la doctrine médicale et purgative, on y remarquera un médicament qui supplée, pour ainsi dire, à tous les moyens thérapeutiques, et qui produit, dans tous les cas, des cures promptes, complètes et sans récidive. Si l'on veut ensuite descendre à l'examen de chacune de ces observations, on achevera de s'en convaincre de plus en plus. On y voit, en effet, les traitemens palliatifs les mieux combinés, devenir infructueux ou nuisibles; on y trouve une profusion de malades abandonnés ou condamnés par les plus habiles médecins, guéris enfin complétement, radicalement et promptement, par l'usage de ces évacuans précieux, et peut-être incomparables jusqu'à présent.

FIN DE LA DISSERTATION.

Strasbourg, 24 *Juillet* 1825.

A Monsieur Le Roy, chirurgien-consultant, à Paris.

Monsieur, je vous prie d'agréer cette petite collection d'observations que j'ai recueillies auprès des malades qui ont bien voulu m'honorer de leur confiance, et auxquels j'ai eu le bonheur de rendre la santé, grâces aux excellens préceptes de votre Médecine-pratique, et aux puissans remèdes dont la composition que vous en avez donnée doit vous concilier l'estime et la reconnaissance des hommes.

Tous ces faits de pratique, que j'ai tracés avec exactitude et précision, viennent à l'appui de votre sublime théorie médicale, et confirment la vérité de vos assertions. Veuillez, Monsieur, en faire part à vos abonnés, afin que toutes ces observations de Médecine-pratique puissent rendre de plus en plus inébranlables les fondemens de l'édifice que vous avez si heureusement élevé pour le bonheur de l'humanité souffrante.

J'ai l'honneur d'être, etc.,

Renard, D. M. P.

Suivent les vingt-quatre observations de pratique annoncées par cette lettre et la précédente.

PREMIÈRE OBSERVATION.

Le 10 mars 1825, j'ai administré les évacuans de la Méthode de M. Le Roy, à Monsieur le général Kessel, qui, alors, était affecté d'une fièvre gastrique ou bilieuse intermittente. Dans l'espace de peu de jours, le vomi-purgatif et le purgatif, deuxième degré, ont chassé la fièvre et rétabli l'harmonie des principales fonctions de l'économie animale. Généraux, officiers, soldats, citoyens, tous prennent la défense de cette Méthode en lui donnant de justes éloges. Espérons que le gouvernement qui chaque jour favorise les nouvelles découvertes, prendra en considération la plus importante de toutes, celle qui se rattache de si près à la conservation de l'homme :

Ainsi soit-il (1). Signé : RENARD, D. M. P.

DEUXIÈME OBSERVATION.

Le 26 avril 1824, j'ai traité M. BACH, lieutenant d'artillerie, affecté d'une fièvre meningo-gastrique (fièvre bilieuse) intermittente. Cet officier s'est parfaitement rétabli après avoir pris les évacuans de M. LE ROY pendant environ l'espace de quinze jours. Cet heureux résultat s'est produit, quoi qu'en puissent dire les amateurs des fébrifuges à la mode.

Signé : RENARD, D. M. P.

TROISIÈME OBSERVATION.

Le 19 février 1825, un jeune officier de la garnison de Strasbourg, souffrant depuis plusieurs années d'une blennorrhagie syphilitique, qui avait été réfractaire aux remèdes usités en pareil cas, et qui par suite d'applications intempestives d'une substance froide et répercussive ou astringente, avait suscité une violente inflammation aux parties internes et externes de la génération, commença le traitement de la *Médecine-curative* en débutant par une dose de vomi-purgatif, puis ensuite par le purgatif deuxième degré, d'après l'article 4 de l'ordre du traitement. Eh bien, il a fallu moins d'un demi-litre de ce purgatif pour combattre la douleur et résoudre l'engorgement des parties enflammées! Néanmoins l'écoulement blennorrhagique ne disparut pas entièrement, parce que, malgré mes exhortations, M.***

---

(1) Il est vrai que rien n'est éternel que l'Eternel lui-même, donc, il ne faut pas entièrement désespérer de la justice.

discontinua trop tôt l'usage de ce précieux remède, qui, en peu de temps, lui avait été si salutaire (1).

QUATRIÈME OBSERVATION.

L'enfant du sieur Joseph BACQUELET, infirmier à l'hôpital civil de Strasbourg, âgé de trois ans et demi, semblait jouir d'une bonne santé, bien que son corps renfermât des humeurs corrompues au plus haut degré. Le 31 mai, à deux heures du matin, la maladie se manifesta tout à coup par des vomissemens réitérés d'humeurs bilieuses et glaireuses qui se prolongèrent successivement jusqu'à midi. Une nourriture indigeste que cet enfant avait prise la veille, fut une des causes prédisposantes et occasionnelles de cette grave affection. Ayant été appelé auprès du malade, je me hâtai, aussitôt après mon arrivée, de lui administrer un mélange d'une pleine cuillère à café de vomi-purgatif et d'une cuillère ordinaire à bouche de thé. Cette dose ne produisant aucun effet, j'en redonnai une seconde, et même une troisième au bout d'un certain temps. Alors les vomissemens expulsèrent une grande quantité de viscosités vertes et jaunes; ils continuèrent ce jour-là et la nuit suivante, parce que les évacuans n'avaient point encore détruit la cause qui les provoquait et les entretenait. Le premier juin, ces vomissemens recommencèrent et je remarquai les symptômes suivans : coliques, tuméfaction et dureté de l'abdomen; situation du corps variant à chaque instant dans le lit; mouvemens convulsifs qui affectaient spécialement les yeux, le visage, et les avant-bras; grincemens de dents, respiration difficile, sentiment de suffocation; visage tantôt rouge, tantôt pâle; soif intense, appétit nul; pouls fornicant, faible, petit et fréquent; vertiges, défaillances, etc. Ces symptômes faisaient présager aux assistans une mort inévitable.

---

(1) On en a vu qui avec la même conduite sont arrivés au repentir : malheureux celui qui se trompe.

Le matin on administra une forte dose de vomi-purgatif, avec un peu de thé, laquelle évacua, par le haut, des humeurs glaireuses et verdâtres. Quelque temps après (environ sept quarts d'heure) je donnai une dose de purgatif premier degré, qui fut immédiatement vomie. Je prescrivis une boisson anthelmintique (contre les vers pour combattre les accidens occasionés par leur présence dans les voies digestives), et, le soir, un lavement émollient, qui ne produisit aucun effet : on en redonna un second qui fut suivi de copieuses déjections noires et infectes. La nuit, les boissons furent encore vomies. Le deux, la mère de cet enfant ne lui donna pas la dose purgative que j'avais ordonnée la veille. A dix heures et demie du matin, on lui administra un lavement qui évacua des humeurs jaunâtres; peu de temps après, le malade vomit deux vers ascarides lombricoïdes, longs de huit pouces, dont l'un était encore vivant. Dès lors les accidens de cette cruelle maladie cessèrent, et le malade commença à prendre avec plaisir des bouillons et potages gras. Le trois, exercice libre et régulier de toutes les fonctions, à part une grande débilité dans les membres inférieurs, qui disparut spontanément au bout d'un ou deux jours.

Le père et la mère de cet enfant, pénétrés de la plus vive reconnaissance envers l'auteur de la *Médecine-curative*, et M. Cottin, son gendre, dont les bienfaits sont profondément gravés dans le cœur des malheureux, ont signé cette attestation comme un hommage rendu à la vérité, et un faible gage de leur éternelle gratitude.

Signés : Joseph Bacquelet; Philippe Schamber, comme témoin;

Renard, D. M. P.

CINQUIÈME OBSERVATION.

L'épouse du sieur Nirpot, âgée de cinquante-deux ans, dont la première observation est consignée dans la *Gazette des malades*, sous le numero 700, de la classification des lettres, fut prise le 20 mai, à quatre heures du sior, d'un violent point-de-côté sous le sein droit, qu'occasiona la suppression de la transpiration. Cette pleurésie était caractérisée par le frisson et une douleur pongitive qui augmentait par l'aspiration, et aboutissait entre les épaules. La respiration ne pouvait s'effectuer, que lorsque la malade était couchée sur le dos, la poitrine dans une situation presque verticale. Le pouls était petit et concentré.

Arrivé près de la malade, je ne lui ordonnai qu'un lavement émollient et une boisson adoucissante, parce qu'il y avait peu de temps qu'elle avait pris de la nourriture. Le 21 mai, on lui administra une dose de vomi-purgatif avec un peu de thé; il en résulta quatre vomissemens verts, et cinq déjections brunes. Ce précieux remède opéra de suite un tel soulagement que cette pauvre femme put respirer à son aise, et même sortir de son lit. Un second lavement, pris le soir, procura du repos la nuit. Le 22, même dose de vomi-purgatif : cinq vomissemens jaunâtres et sept déjections brunes. Dès lors la douleur disparut entièrement, et la malade put se livrer, sans gêne, aux occupations de son ménage. Le soir, même lavement : nuit paisible. Le 23, une cuillerée et demie des purgatifs deuxième et troisième degrés : dix déjections brunes, lavement le soir. Le 24, même dose purgative, qui évacua une énorme quantité de mauvaises humeurs : le soir, lavement émollient. Le 25, l'appétit commença à revenir, et toutes les fonctions dès lors s'exécutèrent conformément au Tableau de la santé qui se trouve tracé en l'Ouvrage de M. Le Roy.

Avis aux partisans de sangsues, des saignées, des ventouses, etc., etc. Cette femme, qui, pour la seconde fois, a recouvré la santé à l'aide des mêmes évacuans, est très-sensensible aux bienfaits de M. Cottin envers elle.

Signés : Jean-Baptiste Nirpot; Philippe Schambert, témoin, et Renard, D. M. P.

SIXIÈME OBSERVATION.

Le 8 mai, Philippe Schamberg, âgé de 51 ans, d'une constitution robuste et pléthorique, fut atteint d'une fièvre quotidienne qui se manifestait par un léger frisson, suivi d'une forte chaleur et d'une grande altération. La durée de l'accès était de sept à huit heures. Les symptômes généraux parurent dans l'ordre suivant : bouche amère, langue sèche recouverte d'une croûte jaunâtre; douleur de tête; répugnance pour les alimens et pour les boissons quelconques; sensation d'une forte chaleur intérieurement; diarrhée; transpiration abondante la nuit; insomnie; sentiment de brisement dans les membres, etc.

Le 14 mai, le malade commença le traitement de la *Médecine-curative*. Il prit une dose de vomi-purgatif composée d'une cuillerée et demie sans mélange de thé, qui excita deux petits vomissemens d'humeurs vertes, et une trentaine de déjections jaunes-verdâtres. Il survint une grande débilité, et l'anus devint le siége d'une douleur cuisante. Le 15, le malade prit deux cuillerées des purgatifs, deuxième et troisième degrés : même nombre d'évacuations et même abattement. Le 16, deux cuillerées de vomi-purgatif : nul vomissement, trente selles de même nature que la veille. Le 17, même dose de purgatif : même résultat. Le 18, repos : alors l'appétit commença à revenir; la fièvre cessa, et le traitement fut discontinué. Une transpiration abondante qui s'est manifestée jour et nuit par tout le corps, pendant un mois, avec une grande débilité, a sans doute été le résultat de l'interruption subite du traitement évacuatif.

Tant pour moi que pour mes enfans qui avons été promptement guéris avec les purgatifs de M. Le Roy, je signe le présent par reconnaissance.

Signés : Philippe Schamberg, père; plus, quelques signatures en allemand, illisibles pour le copiste; et Renard, D. M. P.

SEPTIÈME OBSERVATION.

Le fils du précédent, âgé de quatorze ans, grand et bien constitué, éprouva, au mois de janvier dernier, un accablement général, accompagné d'anorexie (perte d'appétit), de mauvais goût, d'altération, d'insomnie, de céphalalgie (douleur de tête, etc., etc.); ces accidens lui arrivèrent après s'être exposé à l'humidité de l'atmosphère. Cette circonstance, jointe à un mauvais régime, ou à l'usage d'une nourriture indigeste, suffit ordinairement pour provoquer des affections gastriques (bilieuses), même chez les individus les plus robustes. Le 4 janvier, le malade prit une dose de vomi-purgatif, et le lendemain une dose de purgatif deuxième degré, lesquelles produisirent sur-le-champ une amélioration notable. Les humeurs évacuées étaient d'une mauvaise nature et indiquaient par conséquent le besoin de les expulser sans interruption; mais ce jeune homme n'eut pas le courage de les prendre consécutivement, et passa deux mois dans un état de langueur. Au bout de ce temps, ayant ressenti une forte colique autour du nombril, il prit une forte dose de vomi-purgatif, qui fut suivie, le lendemain, d'une purgation. De ce moment il s'est toujours bien porté (1).

HUITIÈME OBSERVATION.

La fille aînée du même Schamberg, sœur du précédent, âgée de neuf ans et demi, fut affectée, le premier mai, d'une fièvre quotidienne; à cette époque cette maladie régnait dans plusieurs quartiers de la ville. Voici les symptômes que

---

(1) Bien que les choses aient ainsi tourné, lorsqu'il en pouvait être autrement par la faute de ce grand garçon, nous n'en demanderons pas moins si son père n'était pas là pour lui prêter de la raison, et si, pour la faire comprendre aux récalcitrans, il n'y a pas de nerfs de bœuf à Strasbourg?....

je remarquai : violent frisson qui courbait le corps; visage pâle, livide; exaltation de la sensibilité générale; perception de la douleur par le plus leger contact à la surface du corps; chaleur très-intense; visage rouge; soif inextinguible; diminution du spasme et de la douleur; langue couverte d'un enduit jaunâtre; douleur à l'épigastre (partie moyenne du ventre comprise entre les côtes inférieures); douleur au front; débilité; lèvres sèches couvertes de croûtes brunes; aphtes (petits ulcères) à la face interne de la lèvre inférieure. L'accès commençant à deux heures de l'après-midi se prolongeait jusqu'à deux heures du matin. Huit jours se passèrent ainsi sans avoir recours à aucun moyen pharmaceutique. Ensuite on donna alternativement le vomi-purgatif et le purgatif premier degré, durant quatre jours consécutifs; ces doses ont évacué abondamment, tant par le haut que par le bas, des humeurs jaunâtres et d'un vert foncé. Alors la fièvre changea de type, devint tierce; l'accès retarda et fut moins long; le visage devint jaunâtre. La répugnance qu'eut la malade pour ces remèdes fit qu'elle cessa de les prendre pendant dix à douze jours. Après ce laps de temps écoulé, la malade reprit une dose de vomi-purgatif, puis, le lendemain, une dose de purgatif, qui ont évacué des humeurs à peu près de même nature que précédemment, et ont chassé la fièvre pendant trois jours. Ces évacuans ayant été discontinués, la fièvre régna encore pendant quelques semaines; ensuite elle a spontanément disparu, vers le commencement de juin, après que la malade eut passé quelques jours à la campagne (1).

---

(1) Il paraît que c'est une maladie de famille que ce défaut de courage qu'ont montré ces deux enfans dans le traitement de leurs maladies. Nous ne renouvellerons pas au sujet de cette petite fille, la plaisanterie que nous nous sommes permise à l'égard de son frère; mais parlant plus sérieusement, nous dirons que c'est trop souvent avec une pareille monnaie que sont payés les soins désintéressés des praticiens, ainsi

NEUVIÈME OBSERVATION.

Jean-Jacques Munsch, âgé de 42 ans, cloutier de profession, fut affecté, le 19 mai, d'une fièvre tierce qui a pu être occasionnée par de pénibles travaux, et par l'usage de l'eau froide lorsqu'il était tout en sueur; le malade patienta jusqu'au 23 sans réclamer le secours de la Médecine. Voici les symptômes que j'ai observés durant l'accès, qui revenait toutes les quarante-huit heures : frissonnement général qui quelquefois durait l'espace de trois heures, accompagné d'une forte chaleur et d'un léger délire; altération; défaut d'appétit; amertume de la bouche; douleur de tête; pâleur du visage; grande débilité. Le 23, le malade prit une cuillerée et demie de vomi-purgatif, mélangée avec deux cuillerées de thé; puis le lendemain, deux cuillerées de purgatif deuxième et troisième degrés mêlés; et il alterna ces deux évacuans pendant cinq jours consécutifs. Les humeurs évacuées, tant par le haut que par le bas, furent très-abondantes et de couleur jaune-verdâtre. Alors il se fit une abondante éruption de croûtes brunâtres à l'orifice externe des cavités nazales, et principalement au tour des lèvres, dont l'exfoliation ou la chute n'arriva qu'au bout d'une quinzaine de jours. Après deux jours de repos, les mêmes évacuans furent repris alternativement pendant cinq jours, et l'accès devança de trois heures. Après le même intervalle de temps, le malade poursuivit le traitement dans le même ordre, et l'accès fut peu sensible. Enfin, la fièvre disparut complètement après un quatrième cours d'évacuations. Une boisson amère et tonique contribua à rétablir les forces et l'appétit. Le 21 juin, le

---

que l'obligeance des personnes qui font un don des accessoires ; tandis que les uns et les autres comptent sur le plaisir de faire une bonne action, ce plaisir leur est ravi par la lâcheté : ce qui approche de bien près la noire ingratitude, soit dit en passant.

convalescent fut en état de travailler comme s'il n'eût pas été malade. Il en exprime sa reconnaissance à M. Le Roy, et à M. Cottin.

Signés : Jean-Jacques Munsch; Renard D. M. P.

DIXIÈME OBSERVATION.

Le 12 mai, Frédéric Dillmann, âgée de 48 ans, sujette à la menstruation, fut attaquée de la fièvre bilioso-putride. Frisson, chaleur âcre au toucher, céphalalgie sus-orbitaire (vive douleur au-dessus des yeux), tension et douleur à l'épigastre (vers l'estomac), bouche mauvaise, langue recouverte d'un enduit sec et jaunâtre, nausées, perte de l'appétit, grande soif, urines foncées, teint jaunâtre, pouls faible, prostration extrême des forces, assoupissement, insomnie, etc. ; tels furent les symptômes auxquels je ne pus remédier que le dix-sept, n'ayant pas été requis plutôt. Alors la malade prit, le matin, une dose ordinaire de vomi-purgatif, qui produisit cinq vomissemens copieux de bile verte, et trois selles brunes très-fétides : diminution des symptômes, à part la faiblesse qui persévéra encore après la disparition de la maladie. Le soir du même jour, lavement émollient: nuit paisible. Le 18, une dose purgative, deuxième et troisième degrés mêlés : trois déjections brunes, un vomissement bilieux, coliques, altération. Lavement, le soir. Le 21, repos. Le 22, une dose purgative : onze déjections jaunâtres. Le 27, *idem* : huit déjections de même nature. Le 23, cessation des évacuans : nul symptôme morbifique, excepté le manque de force et d'appétit, qui se sont rétablis à l'aide d'une boisson amère et tonique (1). Cette femme

(1) Cette boisson amère et tonique, sous la direction du docteur Renard, ou de tout autre médecin, comme lui capable, peut être suivie de bons résultats; mais nous ne pourrions dire, sans cette exception, qu'il faille beaucoup compter sur ce moyen : quelques évacuations de plus, et un régime fortifiant, nous paraissent plus certains, quant au même but.

et ses enfans remercient beaucoup M. Le Roy et M. Cottin.

Signés : Frédéric Dillmann, mère; François Simon, comme témoin; Renard, D. M. P

ONZIÈME OBSERVATION.

Le 30 mars 1825, Barbe Kirsner, âgée de 24 ans, accoucha, à l'hôpital civil de Strasbourg, d'un garçon, qui, sept ou huit jours après sa naissance, fut pris d'une violente ophtalmie syphilitique (inflammation des yeux produite par le mal vénérien), laquelle donna issue à une abondante quantité de pus consistant et verdâtre. Une chaleur brûlante dans les yeux, qui ne pouvaient souffrir l'impression de la lumière la plus faible, la fièvre, un violent mal de tête, l'amaigrissement, etc., faisaient souffrir cruellement cette innocente victime (1). Le dirai-je? à l'hôpital l'on employa des colyres répercussifs ou astringens, afin d'opérer la résolution de cette inflammation symptomatique. Ces remèdes incendiaires aggravèrent tellement la maladie, qu'il fallut bientôt les cesser. Les globes oculaires, et surtout celui du côté gauche, qui était le plus gravement affecté, s'étaient rapetissés et ulcérés par l'abondance et l'acrimonie du pus; les membranes et les humeurs de l'œil gauche étaient con fondues à tel point que cet organe avait pris la forme d'un petit moignon ulcéré. Enfin ce mal, déjà si affreux, était de plus compliqué d'un phymosis (resserrement extrême du prépuce) produit par la même cause, et d'un bubon vénérien situé à l'aine droite, lequel s'est ouvert spontanément et a donné issue, pendant un mois, à un pus de couleur jaune-verdâtre. Telle est en abrégé l'énumération des souffrances qu'a endurées cet innocent, dès l'aurore de sa naissance.

---

(1) Quel tableau déchirant! quelles pénibles réflexions ne provoque-t-il pas contre les auteurs des jours de cette malheureuse créature, au moins contre l'un d'eux. Oh! que l'homme est par fois brutal....

Immédiatement après sa sortie de l'hôpital, où sa maladie empirait de jour en jour, sa mère me pria de lui donner mes soins, et je prescrivis en pareil cas les évacuans de M. Le Roy. Ces remèdes étaient alors d'une utilité si indispensable, que le petit malade, lorsqu'il passait un ou deux jours sans en prendre, poussait des cris qui attestaient ses souffrances. On lui administra alternativement les évacuans d'après l'article 4 de l'ordre du traitement de la Méthode, pendant environ deux mois, en renforçant les doses, car il est à faire observer qu'il fallait au moins vingt gouttes de vomi-purgatif dans une bonne cuiller à café de thé, pour exciter quatre ou cinq vomissemens, et une forte demi-cuiller à bouche du purgatif premier degré, pour produire six ou sept déjections. La première dose de vomi-purgatif fit entr'ouvrir les paupières qui étaient constamment fermées et cimentées par une humeur tenace. Enfin, après avoir évacué par les voies hautes et les voies basses, une énorme quantité de matière d'un brun-verdâtre, ces salutaires remèdes rendirent aux yeux leur diaphanéité naturelle; mais la vision était encore imparfaite.

Malheureusement on a suspendu trop tôt l'usage de ces évacuans; la mère prétextant qu'elle ne gagnait pas assez pour entretenir son enfant, l'a confié à la Providence, en le portant à l'hôpital civil. Dans ce triste asile de la mort et de la douleur, où les traitemens usités sont diamétralement opposés à celui que prescrit la *Médecine-curative*, on peut se demander si cet enfant naturel, qui n'est soutenu que de la Providence, pourra survivre aux progrès ultérieurs de cette cruelle maladie? le temps nous l'apprendra.

Enfoi de quoi nous avons signé le présent comme une vérité constante.

Signés : Renard, D. M. P.; et, comme témoins oculaires, Philippe Schamber et Jean-Jacques Munsch.

DOUZIÈME OBSERVATION.

Le 3 mai 1825, Madame Olivier me fit requérir pour

traiter sa fille, âgée de sept ans, d'une complexion très-délicate, et qui était incommodée depuis quelque temps par un enrouement et une toux sèche. Je prescrivis d'abord les deux évacuans de la Méthode Le Roy; mais la malade n'ayant pas voulu les prendre, je leur substituai d'autres potions vomitives et des émulsions purgatives, lesquelles ont évacué par les deux voies, beaucoup de glaires et de mucosités jaunâtres, et dissipé, en peu de jours, cette affection catarrhale. Depuis cette époque, cette jeune demoiselle est allée demeurer dans une agréable campagne située à une petite distance de Strasbourg. Ce fait de pratique, et des milliers d'autres analogues à celui-ci, ne prouvent-ils pas évidemment que la Méthode évacuante, par cela seul qu'elle repose sur l'évacuation humorale, est de beaucoup supérieure à tous les traitemens usuels qui sont employés pour combattre les affections maladives en général ?

Signé : Renard, D. M. P

TREIZIÈME OBSERVATION.

Le fils de M. Schuler, sellier, âgé de quinze mois, était à sa naissance dans un état d'abattement et de langueur qui fit présager à la sage-femme qu'il n'avait que peu de temps à vivre. Une teinte bleuâtre et livide était répandue sur toute la superficie de son corps; la circulation du sang et la respiration s'exécutaient avec peine, et ces symptômes étaient peut-être occasionés par un défaut d'occlusion du trou de botal par lequel le sang pouvait passer des cavités droites du cœur dans ses cavités gauches sans traverser le tissu pulmonaire comme cela a lieu chez le fœtus qui n'a point encore respiré. Néanmoins l'enfant continua de vivre malgré la fausse prédiction de l'accoucheuse, bien que sa mère le nourrît artificiellement, ne pouvant lui donner le sein.

Outre les symptômes énoncés ci-dessus, l'amaigrissement la difficulté de respirer, l'engourdissement et la faiblesse des membres inférieurs, un appétit insatiable, la démangeaison au nez, l'insomnie, des cris continuels que rien ne pouvait apaiser, la tuméfaction et la dureté du bas-ventre ajoutaient encore à la gravité de l'affection.

Il y a environ trois mois, la joue droite devint le siège d'une inflammation phlegmoneuse qui se termina par suppuration. Cette tumeur s'ouvrit spontanément et laissa une cicatrice qui est encore apparente.

On a essayé, à dessein de combattre la débilité des membres inférieurs, de les plonger dix-huit ou vingt fois dans une forte décoction de fourmis; mais cette malheureuse expérience eut l'inconvénient de produire sur toute la péryphérie du corps, depuis la tête jusqu'aux pieds, une multitude de petits boutons, et quelques croûtes qui ne disparurent qu'au bout de trois ou quatre semaines. Cette éruption a été plus abondante à la figure qu'en toute autre partie du corps et a produit plusieurs taches livides qu'on voit encore. Le bord inférieur de l'aile droite du nez offrait une excoriation qui suintait une sérosité sanguinolente.

Grâces aux précieux évacuans de M. Le Roy, dont il n'a fallu que cinq ou six doses, cet enfant, depuis cette époque, a toujours joui d'une santé florissante! Ayant été témoin oculaire de cette prompte guérison, l'amour de la vérité et du bien public m'impose le devoir de la certifier par écrit.

Signé : Renard, D. M. P.

QUATORZIÈME OBSERVATION.

Le 10 août 1823, je fus mandé pour traiter la fille de Frédéric Sannenmoser, âgée de 14 ans, qui était affectée depuis plus de dix-huit mois d'une maladie de langueur. Cette cachexie débuta par les symptômes suivans : retention des menstrues, œdématie des mains et des pieds, douleur au côté droit de la poitrine et à l'épaule gauche, faiblesse extrême; fièvre accompagnée de frissons, de chaleur, de sueur, de délire pendant la nuit; constipation, séjour au lit pendant trois mois; éphélides (taches de la peau) rouges, bleues, livides; palpitations, nausées, perte de l'appétit, altération, bouche pâteuse, couleur jaune de la peau, émaciation (maigreur); douleur aiguë dans la région épigastrique (vers l'estomac), que la malade compare à une incision faite transversalement par un instrument tranchant. Cette douleur atroce persévère quelquefois pendant huit jours; elle revient irrégulièrement et cesse par l'emploi des purgatifs. La malade expectore avec peine des crachats purulens qui exhalent une odeur infecte; les cavités nazales sécrètent abondamment des mucosités verdâtres et fétides.

Pendant trois semaines on employa des lavemens pour combattre la constipation. On opposa à cette cruelle douleur des synapismes aux jambes et vers l'estomac; on eut recours à une potion alcoolique amère, dont on donnait une pleine cuiller à café avant l'accès de la fièvre; puis, à une poudre laxative qui produisit des évacuations par le haut et par le bas. Tous ces moyens n'ayant été d'aucune utilité, on essaya un bain aromatique, dans lequel on avait dissout du sel de cuisine; mais la faiblesse, loin de diminuer, ne fit qu'augmenter.

Le 10 août, la malade commença le traitement de la *Médecine* de M. Le Roy, et le suivit d'après l'arttiele 4 de l'ordre de traitement de cette Méthode. Elle prit alternativement le vomi-purgatif et le purgatif premier degré; la première dose de vomi-purgatif produisit du soulagement; la sixième, qui était purgative, expulsa, par le bas, une portion de tœnia (ver solitaire) d'environ un pied de long, qui faisait éprouver dans l'abdomen un sentiment de tournoiement et de pesanteur. La présence de ce ver, dans les voies digestives, avait excité l'appétit et une grande altération; alors les urines devinrent rouges et très-fétides.

Cette maladie paraît avoir été occasionée par un mauvais régime, et par un travail assidu dans une filature de coton, où cette enfant a été employée pendant sept ans consécutifs. Cette assertion paraît d'autant plus vraisemblable, que deux autres enfans qui y travaillaient à la même époque, essuyèrent à peu près la même maladie, et moururent. Enfin, il est de notoriété publique que le traitement de la *Médecine curative* de M. Le Roy (auquel je suis redevable de tous les heureux succès dans ma pratique médicale), bien qu'ayant été interrompu depuis long-temps, a préservé la malade d'une mort imminente ; et que, depuis plus d'un an, elle jouit d'une meilleure santé, quoiqu'elle ne soit pas encore nubile, et que le cœur lui palpite lorsqu'elle court ou monte un escalier. Les évacuans de la *Médecine curative* n'ayant pu être continués jusqu'à parfaite guérison, je prescrivis à la malade des emmenagogues (remèdes indiqués pour provoquer les règles) ; mais ils furent sans effet, attendu qu'elle ne voulut pas les continuer, bien que je les lui donnasse gratuitement (1). Espérons que la Nature, médicatrice, y suppléera,

Signé : Renard, D. M. P.

Signée : veuve Bauer, comme témoin, le père ni la mère de la malade ne sachant signer.

J'atteste la présente comme conforme à la vérité, et j'ajoute que, vu le soulagement que les évacuans de M. Le Roy ont procuré à la malade, je pense qu'elle pourrait être guérie au moyen de ce que la Providence daignerait lui fournir les secours, pour pouvoir être soignée convenablement.

Strasbourg, 20 juillet 1825. Signé ; J. Metz.

---

(1) Il n'est que trop ordinaire de voir le nécessiteux manquer à la bienfaisance qui vole à son secours ; selon lui, il faudrait encore que les personnes qui l'exercent si cordialement, prissent en son lieu et place, jusqu'aux remèdes mêmes qui lui sont nécessaires, comme si cela fut jamais possible, et comme si ce nécessiteux, lâche ou sans résolution, requérait quelquefois l'homme bienfaisant qui le secourt, de manger pour lui.... Il faut savoir s'aider soi-même, sans quoi l'on ne peut avoir droit à l'aide ni à l'assistance des autres. La Providence même n'aide peut-être pas, quiconque n'a au fond de son cœur ce sentiment de ses devoirs.

QUINZIÈME OBSERVATION.

Le fils de M. Tressange, âgé de six ans et demi, d'une complexion faible et cachectique, doué d'une sensibilité exquise et d'une intelligence précoce, eut la rougeole à l'âge de cinq ans. Cette éruption disparut au bout de trois jours, malgré l'emploi de différens moyens, tant internes qu'externes, qu'un médecin prescrivit pour dériver l'humeur à la peau. Immédiatement après la rétrocession de cet exanthème, une tumeur d'abord indolente, dure, blafarde, se manifesta à la jambe droite, au-dessus de la malléole interne (cheville du pied), puis resta stationnaire pendant près de quatre mois. Après ce laps de temps, un ulcère fistuleux s'ouvrit à son sommet, et donna issue à un ichor ou sérosité jaunâtre, qui prit ensuite de la consistance et devint sanguinolente. Une seconde tumeur, analogue à la première, parut, quatre mois après, au-dessous de celle-ci, et ne commença à suppurer qu'au bout de trois mois. Alors le médecin ordonna toutes sortes de pommades, de linimens, de boissons amères, d'embrocations résolutives, de fumigations toniques et aromatiques; en un mot, une longue série de médicamens, tant internes qu'externes, dont le malade a fait usage pendant plus de cinq mois, sans en éprouver aucun soulagement. Une troisième tumeur se développa à la partie interne et inférieure de l'avant-bras gauche, au-dessous de l'articulation du poignet, d'un volume plus considérable que les deux autres, et offrant les mêmes caractères. Que fit le médecin pour favoriser la résolution de cette tumeur? il y fit appliquer cinq sangsues (1), alternativement dans l'espace de huit jours, et ordonna qu'on laissât, chaque fois, couler le sang pendant deux heures. Mais la première application de cinq sangsues produisit un écoulement de sang si abondant, et par conséquent une si

---

(1) Aimez-vous la muscade? on en a mis partout.

grande faiblesse, qu'on se donna bien de garde de la réitérer (1). Trois ou quatre mois après cette émission sanguine, onze piqûres de ces vers aquatiques dégénérèrent en ulcères fistuleux, qui, pendant plus de dix mois, fournirent un pus consistant et blanchâtre. Toutes ces petites ouvertures, qui n'avaient primitivement que la largeur d'une tête d'épingle, se sont réunies et n'en ont formé qu'une dans laquelle le petit doigt pouvait pénétrer, et du fond de laquelle on découvrait, à nu, le cubitus (os du coude), qui était noir et nécrosé (frappé de mort). La sanie purulente, qui en sortait abondamment, était quelquefois verdâtre, mais le plus ordinairement sanguinolente et très-fétide. La rougeur, le gonflement des bords des ulcères et du périoste (membrane fibreuse qui recouvre les os), le ramollissement de l'os, la courbure qu'il formait en dedans, rendaient le membre difforme dans presque toute sa longueur, et s'opposaient à l'extension de l'avant-bras. Enfin, une quatrième tumeur, de la grosseur d'un œuf de poule, se forma, six mois après celle-ci, à la partie supérieure et interne de l'avant-bras gauche, et ne s'ouvrit d'elle-même qu'au bout de deux mois. Pendant trois jours il en sortit abondamment du pus blanchâtre, puis ensuite l'ulcère se ferma spontanément. Le gonflement des os et du périoste s'étendait jusqu'aux poignets. Un autre médecin fut appelé; il ordonna des bains tièdes, et, dans chaque bain, demi-once de potasse du commerce. Mais le malade prit seulement quatre bains sans addition de potasse, qui l'ont beaucoup affaibli, et ont fait refluer le vice scrophuleux à la face interne et sur le bord des lèvres, sous la forme d'aphtes, de petits ulcères ou tubercules blanchâtres. On les touchait de temps en temps avec une liqueur acide, qui

---

(1) Oh! si le sang était un être animé et qu'il parlât, comme il gourmanderait vertement ces animaux (les sangsues) qui le répandent tout autant que s'il n'était pas le principe de la vie, et toujours innocent de la CAUSE des maladies.

propageait une chaleur brûlante à toute la membrane muqueuse de la bouche; on lui substitua une pommade amère et rougeâtre qui diminua un peu l'irritation. Pendant ce traitement, la purgation ne fut employée qu'une fois tous les huit jours. Le malade prit pendant trois mois consécutifs, deux fois le jour, une forte décoction de glands de chêne en guise de café (1).

Le 9 décembre 1824, on me manda, et je prescrivis les évacuans de M. Le Roy, à prendre alternativement, vomi-purgatif et purgatif, conformément à l'article 4 de l'ordre de son traitement; plus, une légère décoction de sommités de houblon, édulcorée avec le sirop anti-scorbutique, dont le malade n'a pas fait usage; je prescrivis aussi des injections et fomentations aromatiques, animées d'alcool camphré, et un digustif aiguisé de teintures de myrthe et d'aloès, pour fomenter et panser les ulcères scrophuleux. Les humeurs évacuées par le vomi-purgatif et le purgatif étaient de couleur verte et brune. Quelque temps après avoir commencé le traitement évacuatif, le malade éprouvait chaque jour, à huit heures du soir, un frissonnement général, accompagné de chaleur et de sueur au visage. Les évacuans ont expulsé par le bas un ver lombricoïde long d'environ 40 centimètres (12 pouces).

Le 19 janvier, je prescrivis un vésicatoire au bras gauche et une mixture anti-scorbutique, pour toucher les boutons aphteux des commissures des lèvres. La corruption des humeurs était si grande, que le malade eut momentanément des poux à la tête, ce qui étonna beaucoup Madame sa mère, qui l'avait toujours tenu très-proprement. Enfin, après avoir pris deux flacons de vomi-purgatif et trois quarts de litre de purgatif deuxième degré, l'enfant, à l'aide d'un régime tonique ou fortifiant, prit beaucoup d'embonpoint; et il sortit de l'ulcère de l'avant-bras gauche plusieurs frag-

---

(1) *Risum teneatis amici !*

mens osseux, moins gros que l'échantillon que je joins à ces détails; lequel échantillon était plus épais avant sa dessication que présentement (1).

L'ulcère n'est pas encore cicatrisé, et il est survenu un nouveau gonflement des articulations aux deux avant-bras, parce qu'il y a long-temps que le malade a voulu cesser les évacuans auxquels son état sanitaire est redevable d'une si grande amélioration. Cette famille quitte présentement la ville de Strasbourg; elle et moi nous avons la conviction que les mêmes évacuans opéreront une guérison radicale, si le malade veut encore les continuer pendant quelque temps.

M. Le Roy est prié par M. et madame Tressange d'agréer leurs sentimens d'estime et de reconnaissance, qu'ils lui offrent comme un témoignage authentique de la supériorité qu'ont ses évacuans sur toutes sortes de remèdes connus jusqu'à ce jour pour combattre les scrophules ou écrouelles.

Cette famille, que, dans le cours de la rédaction des détails que l'on vient de lire, j'ai annoncée comme devant quitter prochainement la ville de Strasbourg, en était effectivement partie au moment où je me suis présenté à son domicile, en cette ville, pour lui faire signer cette observation; j'aurais pu la lui envoyer dans son nouveau domicile, ce que je n'ai pas fait pour abréger; du reste, je m'en tiens à la ferme persuation où je suis, qu'un médecin, ami du vrai, doit être cru sur sa parole d'honneur.

Signé : RENARD, D. M. P.

SEIZIÈME OBSERVATION.

Strasbourg, 12 *janvier* 1825.

Le 24 juillet de l'année 1824, j'ai été attaqué d'une fièvre

(1) L'infection de ce fragment osseux est encore en ce moment inconcevable, tant elle est grande, malgré le temps qui s'est écoulé depuis la chute de cet os.

chaude. Elle cessa le cinquième jour, mais le huitième elle revint avec un autre caractère, m'attaquant alors d'un jour l'un, et variant de types et de complications, pour ainsi dire, à chaque redoublement d'accès. J'avais des frissons de froid, mais sans trembler; mon corps éprouvait une chaleur extrême, excepté mes jambes qui, dans ce moment, étaient mortes de froid, et j'éprouvais des maux extrêmes. Je consultai un médecin qui ne m'ordonna qu'une simple tisane, et me dit qu'il fallait attendre pour voir comment *cela tournerait* (1). La fièvre m'ayant quitté au bout de douze jours, je demandai à mon médecin si je ne devais pas prendre médecine. Il me dit que dans trois jours je pourrais prendre un purgatif (2).

Ayant à cette époque des preuves de guérisons promptes, même dans des cas réputés incurables, qui avaient été opérées par les médicamens de la Médecine de M. Le Roy, le 10 août je me suis mis en traitement d'après cette Méthode; j'étais bien malade, et certain nombre de doses, tant vomi-purgatives que purgatives, que je pris, augmentèrent encore mon mal, la diminution de mon appétit et de mes forces, par la mise en mouvement de mes humeurs. J'appelai à mon secours M. le docteur Renard, qui m'a fait continuer le traitement, tellement que j'ai pris la quantité de trente doses des deux évacuans dans l'espace de quarante jours. La fièvre revint et disparut ensuite, et j'étais d'une grande faiblesse; alors M. Renard me fit reposer et me prescrivit tout ce qui pouvait contribuer à rétablir mes forces. Enfin, je me suis tiré de ce mauvais pas tant bien que mal; mais si mes moyens pécuniaires et la mauvaise saison de l'hiver me l'eussent permis, j'aurais promptement été guéri, car j'ai vu de mes connaissances qui étaient autrement malades que moi, au point d'être depuis long-

(1) Voilà ce qui s'appelle de la Médecine *expectante*.

(2) Voilà de la médecine *agissante*, mais tardivement agissant.

temps abandonnées des médecins, qui, à l'aide de la même *Médecine curative* de M. Le Roy, se sont bien rétablies.

Ma femme, par suite de couches, ayant le tempérament très-faible, est depuis très-long-temps sujette à des crampes. La voyant un jour dans un état pitoyable, je lui ai donné, dans l'espace de trois jours, trois doses évacuantes, l'une de vomi-purgatif et les autres de purgatif, qui lui ont produit un bon effet. Nous aurions eu de l'espérance pour son entière guérison, si elle avait pu répéter encore quelquefois les mêmes doses; mais se trouvant soulagée, ayant au surplus de la répugnance contre les médecines, elle ne veut plus en prendre.

Signé : Keller.

J'ai eu la satisfaction, à l'aide de la *Médecine curative* de M. Le Roy, de contribuer, par mes soins et mes conseils, au rétablissement de la santé de M. et de madame Keller.

Signé : Renard, D. M. P.

DIX-SEPTIÈME OBSERVATION.

Strasbourg, 21 *avril* 1825.

M. Le Roy, lorsqu'il s'agit de défendre la vérité et de la faire triompher, il est nécessaire d'entrer dans tous les détails qui la concernent. Vos évacuans viennent de guérir ma petite chienne, âgée de huit ans, d'une maladie qui a failli la faire mourir. Ce n'est pas la première fois que ces remèdes ont été donnés à cet animal. Outre l'observation que vous avez déjà reçue à son sujet, je lui en ai fait avaler plusieurs fois, quand elle paraissait menacée de maladie; ce qui se renouvelle souvent, je crois, par la raison qu'après avoir fait deux fois des petits, elle n'a plus voulu se laisser couvrir, quoiqu'entrant en chaleur; à ces époques, elle boit du lait en abondance, et au temps où elle aurait des petits, si elle eût été couverte, elle devient malade.

Le 13 mars dernier, cette petite chienne, après avoir bu

beaucoup de lait pendant plusieurs semaines, sans avoir été purgée, refusa de manger, et, dans la nuit suivante, la pauvre bête jeta des cris si perçans que je craignis que les personnes de la maison ne fussent incommodées du bruit qu'elle faisait. Elle eut plusieurs accès de contorsions en tous sens. Le matin, je lui administrai le vomi-purgatif, dont elle répéta trois cuillerées à café dans l'espace de six heures. Elle vomit copieusement, fut soulagée, et mengea avec avidité. La nuit suivante, elle n'éprouva que trois faibles accès, et ses cris furent beaucoup moins forts. Le lendemain, à défaut de purgatif premier degré, je lui donnai quatre pleines cuillères à café de purgatif troisième degré, mélangées avec deux cuillerées de sirop de sucre. Cette dose, divisée en deux, chaque partie fut prise à cinq heures de distance l'une de l'autre, et ne produisit point d'effet. Ma chienne souffrit horriblement, à en juger par ses plaintes, ses cris et les spasmes qu'elle éprouvait; elle ne put presque pas marcher; elle tombait à la renverse; son regard excitait un pénible sentiment, tellement que, si je n'avais compté sur l'efficacité de vos purgatifs, je l'aurais volontiers fait tuer pour abréger ses souffrances. Je dois vous dire que cette bête était habituellement échauffée, et ce n'a été qu'avec peine qu'on a pu lui donner un lavement fortement purgatif, dont la plus grande partie fut répandue; cependant la partie qui en fut introduite provoqua quelques déjections noires et très-dures, ce qui la soulagea, au point qu'elle prit volontiers un peu de bouillon gras. Ce soulagement ne dura point, et *Mimie*, c'est son nom, souffrit de rechef beaucoup. Contre son habitude, elle resta couchée sur le plancher, jetant des cris quand on voulait s'approcher d'elle. Le soir, avant de me coucher, je lui fis avaler une cuillerée de purgatif troisième degré, pensant bien la trouver, le lendemain au matin, morte dans la même position. Il en fut autrement; mais la dose n'avait pas opéré. Alors je fis mettre *Mimie* dans une position convenable, et je lui donnai un lavement de vomi-purgatif pur; ce remède lui a fait pousser des évacuations abondantes, dont les premières furent de couleur noire. Alors elle a repris de la gaîté, elle a bu quantité de bouillon gras mêlé avec du lait; plus tard elle a mangé convenablement. Le même jour, une dose purgative pareille aux précédentes lui fut donnée. Cette dose n'a pas opéré, parce que, une heure après la prise, on a laissé manger la malade. Le soir un lavement lui a été donné et il a produit un bon effet : la nuit a été bonne. Le lendemain au matin, la malade poussa une selle. Il lui fut donné, en deux fois, deux cuillerées à café de vomi-purgatif, mélangées avec quatre de thé. Cette dose a fait rendre les alimens pris la veille à contre-temps. La nuit suivante fut bonne, et le jour d'après, de grand matin, l'animal demanda à sortir et fit une selle dehors. Pour ne pas tant tourmenter sa malade, mon épouse lui fit prendre, dans du beurre frais, trois grains de santé de Franck, qui lui firent bientôt vomir une grande quantité de glaires jaunes, et une partie des alimens de la veille. L'appétit devient plus grand que jamais, la chienne demande sans relâche à sortir, sa gaîté est extrême; enfin, depuis ce moment, elle se porte très-bien, et je dois dire que, depuis huit ans que j'ai cet animal, je ne l'ai jamais vu aussi bien qu'à présent; habituellement constipée, *Mimie* fait bien maintenant ses fonctions naturelles.

Je m'abstiens de toutes réflexions, Monsieur; pensant avec indignation au rapport des *expérimentateurs*, je me contente de certifier les détails ci-dessus, et de remercier l'auteur de la *Médecine-curative* du présent inappréciable qu'il a fait à l'humanité souffrante. Il est impossible, M. Le Roy, de vous exprimer les sentimens de vénération et d'estime dont je suis pénétré pour votre chère personne, malgré que je n'aie pas encore eu le bonneur d'obtenir ma guérison par l'usage de vos évacuans ; mais c'est par ma faute.

J'ai l'honneur de vous saluer respectueusement.

Signé : Jean Metz.

Ayant été témoin des bons effets de la *Médecine curative* en pareil cas, je certifie véritable le contenu de la présente.

Signé : Renard, D. M. P.

DIX-HUITIÈME OBSERVATION.

Strasbourg, 16 *mai* 1825.

Permettez, Monsieur Le Roy, que Madame W......, propriétaire à Strasbourg, vous témoigne par mon intermédiaire, les sentimens d'estime et de reconnaissance dont elle est pénétrée pour vous, depuis que vos inestimables évacuans ont mis fin à ses plus grandes douleurs. Voici quelques détails relatifs à cette longue et cruelle maladie, que cette dame a essuyée en l'année 1820, étant à l'âge critique. La perte qu'elle fit d'une personne tendre et aimée, n'a pas peu contribué au développement de cette maladie.

Cette affection maladive commença par un rhume de poitrine ; bientôt après, vint une vive douleur qui s'étendait de la tempe à l'oreille droite ; des vapeurs s'élevaient des entrailles et de l'*uterus* jusqu'au cerveau, et causaient, le jour et la nuit, des sensations douloureuses ; la malade ne pouvait avaler que du bouillon, ou des alimens liquides; elle ressentait des pulsations dans les trois grandes cavités du corps, qui étaient quelquefois inondées de sueur ; un défaut de nutrition avait occasioné la pâleur et la faiblesse. Cet état valétudinaire persévéra ainsi pendant plus de deux ans, bien que la malade eût consulté plusieurs médecins de Strasbourg et des environs ; ils ordonnèrent les vésicatoires au cou, au bras droit et derrière l'oreille, des sangsues pour apaiser la douleur de cet organe, des bains tièdes, des potions et mixtures anti-spasmodiques, et les eaux minérales de Krispa, pendant un mois.

Ces médecins prétendant que la purgation pouvait augmenter l'irritation du système utérin (la matrice et ses dépendances), la défendaient à la malade ; celle-ci, plus éclairée que ses médecins sur la nature et la cause de sa maladie, la réclamait, mais c'était en vain.

Enfin tous ces grands moyens de la Médecine-palliative n'ayant servi qu'à prolonger la maladie et les souffrances de madame W...., elle les cessa et eut recours à votre *Médecine curative*, que des personnes bienveillantes lui indiquèrent comme étant très-avantageusement connue à Strasbourg par le grand nombre de cures qu'elle y opère chaque jour dans des cas désespérés et autres. Cette dame, après avoir pris soixante-seize doses du purgatif troisième degré, et deux de vomi-purgatif, éprouva une amélioration notable dans sa constitution physique et morale; mais elle ne fut pas entièrement rétablie, parce qu'elle n'a pas eu le courage de continuer les évacuans jusqu'à parfaite guérison. Dès la huitième dose arriva une amélioration sensible vers les parties supérieures, et le bien être succéda à tant d'horribles souffrances, après que la malade eût éliminé de son corps une quantité de glaires, de bile verte et noire, et d'une grande infection.

Nous connaissons une dame, âgée présentement de 56 ans, qui, à peu près à la même époque que madame W.., tomba malade, devint extrêmement enflée depuis le bas-ventre jusqu'aux extrémités inférieures. On l'avait traitée pendant trois ans, avec tous les moyens usités en pareil cas, mais ce fut en vain; alors on lui conseilla d'employer les évacuans de votre *Médecine curative*. Après avoir pris environ cent quinze doses des évacuans que cette Méthode prescrit, la malade vit l'engorgement de ses membres diminuer considérablement, et put marcher avec plus d'agilité qu'auparavant. Cette malade ayant trop tôt interrompu les évacuans, l'enflure s'est de nouveau manifestée, à un degré moins considérable à la vérité que dans le principe, ce qui fait néanmoins que cette dame, depuis quelque temps, est sujette, dans la nuit, à des sueurs très-abondantes. La Nature fait des efforts pour expulser la sérosité humorale, mais en vain sans doute, parce que cette sérosité est exhalée en trop grande abondance; et d'ailleurs comment la malade pourrait-elle se débarrasser de ce surcroît d'humeurs, si on ne se hâte pas de la secourir, en employant les mêmes moyens qui ont été si efficaces pour combattre et diminuer sensiblement l'affection dans son principe ? On doit en redouter des suites funestes.

Signée : W....

N. B. Cette dame vous prie de n'insérer dans la Gazette que la lettre initiale de son nom.

Signé : Renard D. M. P.

(*Note du rédacteur.*)

Voilà encore un de ces êtres pusillanimes et timorés, qui craignent jusqu'à l'ombre d'hommes qui les terrorisent sans peut-être même qu'ils songent à eux. Mais, ainsi qu'on le dit depuis long-temps, on ne guérit pas de la peur, ou du moins, on enhardit difficilement les peureux.

Strasbourg, 20 *Mai* 1825.

DIX-NEUVIÈME OBSERVATION.

Monsieur Le Roy, mainte fois j'entendais parler de votre *Médecine curative* et de ses bienfaisans effets, cependant je n'y avais point de confiance, parce que je l'entendais souvent tourner en ridicule. Plus tard j'ai vu plusieurs de mes amis et des personnes de ma connaissance, qui ont été guéris par l'emploi de vos médicamens, et dans le nombre s'en trouvaient de malades depuis long-temps et qui avaient été abandonnés de leurs médecins. Je fis des réflexions et je dis, à part moi : puisque ces remèdes ont guéri tant de personnes de ma connaissance, pourquoi me laisserai-je intimider par des gens qui aiment mieux dire à tort et à travers, que de parler des choses avec modération. Une de ces personnes guérie par votre Méthode me prêta votre Ouvrage. Après l'avoir lu avec attention, je me promis bien de suivre votre traitement, tout aussitôt que les maux d'estomac auxquels j'étais fort sujet se reproduiraient. En effet, ils se sont reproduits, et j'ai commencé le traitement. Après avoir pris six doses évacuantes, je me suis senti soulagé; j'ai continué pendant une huitaine de jours et je me suis trouvé guéri; c'est donc à vous, Monsieur, et à votre bienfaisante Médecine que je dois mon rétablissement.

Une jeune fille, âgée de dix-neuf ans, se plaignait depuis long-temps de maux de poitrine, d'estomac et de douleurs à la tête; plus, de battemens de cœur, un engourdissement dans les membres, et dérangement dans son flux périodique. Après avoir pris quelques doses de vos évacuans, son teint qui était extrêmement blafard, commença à changer; ses yeux mornes reprirent bientôt leur vigueur naturelle, et grâces à vos remèdes, elle est entièrement guérie.

Agréez, Monsieur, l'expression de ma parfaite gratitude.

Signé : Ch. B.

Ayant été consulté par M. Charles B. et la jeune fille dont il est parlé dans sa lettre, je leur ai prescrit les évacuans de M. Le Roy, vomi-purgatif et purgatif deuxième degré, et ces médicamens ont en peu de temps rétabli leur santé.

Signé : Renard, D. M. P.

VINGTIÈME OBSERVATION.

Strasbourg, 25 mai 1825.

Monsieur Le Roy, le 25 avril dernier, le fils de M. Bouvier, âgé de huit ans, d'une constitution grêle, fut atteint d'ictère (jaunisse), caractérisé par la couleur jaune de la peau et des yeux, qui se propagea successivement des parties supérieures aux inférieures. Voici quel a été le prodrome de cette affection, qui est souvent symptomatique de la fièvre gastrique (fièvre bilieuse), ou de l'obstruction ou oblitération des canaux excréteurs de la bile. Pendant trois jours la fièvre se manifesta le soir, accompagnée de chaleur, de sueur et de débilité; le malade ressentait en même temps de la douleur au front, des nausées et un défaut d'appétit;

la langue était recouverte d'un enduit muqueux; les urines étaient d'un rouge obscur, et les excrémens devinrent grisâtres et consistans; enfin, la région hipogastrique était dure et gonflée en raison de l'engorgement du foie ou des viscères digestifs situés dans cette région.

Le 28 du même mois d'avril, l'enfant prit une demi-cuillerée de vomi-purgatif mélangée avec une cuillerée de thé. Cette dose ne produisit qu'un vomissement et une selle de couleur verte : dès lors, meilleur appétit. Le 29, il prit une cuillerée à bouche du purgatif deuxième degré ; il en éprouva quatre déjections verdâtres; son teint s'éclaircit. Le 30, il répéta le vomi-purgatif à la dose d'une cuillerée avec un peu de thé; il eut trois vomissemens verts, des coliques de courte durée. Le premier mai, une cuillerée et demie de purgatif : sept déjections grisâtres, dans lesquelles on remarqua deux vers ronds et longs d'environ un demi-pied. Le soir, lavement émollient. Les 3, 4, 5, 6 et 7, repos. Il prit un bain tiède de propreté dans lequel il resta pendant un quart d'heure. Alors amélioration notable. Il fit usage d'une tisane apéritive. Le 8, il a pris une dose de deux cuillerées de purgatif qui lui a produit un vomissement verdâtre et deux selles blanchâtres. Le 9, on cessa tout traitement, et le malade fut guéri.

En foi de quoi nous avons signé la présente, comme étant conforme à l'exacte vérité.

Signés : Bouvier, aîné, aide-garde-magasin aux lits militaires, père de l'enfant; Seux, capitaine en retraite, comme témoin; et Renard, D. M. P.

VINGT-UNIÈME OBSERVATION.

Strasbourg, 30 Mai 1825.

Monsieur Le Roy, l'enfant de M. Wolff-Hügel, âgé de deux ans, tomba malade au commencement d'avril 1825. Chaque jour, entre onze heures et midi, la fièvre caractérisée par le frisson auquel succédaient la chaleur et la sueur, se prolongeait jusqu'à minuit. Pendant le frisson, le visage était blafard et les extrémités des doigts livides, les urines étaient troubles; il y avait constipation, inappétence (manque d'appétit), tristesse et abattement.

Le second jour de la maladie, à cinq heures de l'après midi, on donna à l'enfant deux pastilles d'ipécacuanha, dissoutes dans un peu d'eau. Les vomissemens de mucosités vertes durèrent jusqu'à onze heures du soir, et occasionnèrent une grande faiblesse. L'accès revint le lendemain comme les jours précédens, et se renouvela jusqu'au quatorzième jour, époque où l'on commença à lui administrer les évacuans de votre Méthode. La première dose, composée d'une cuillère à café de vomi-purgatif, mélangée avec une cuillerée ordinaire à bouche de thé, provoqua huit vomissemens de mucosités vertes, et plusieurs selles jaunâtres, et fit cesser une toux fréquente qui se manifestait avant l'accès de la fièvre. Le 16, on donna imprudemment à la malade le tiers d'une cuillerée de purgatif troisième degré, avec une cuillerée de thé. Cette dose poussa de nombreuses évacuations bilieuses et glaireuses, et fut suivie d'un abattement général. Les 17, 18, 19 et le 20, repos; fièvre peu sensible. Le 21, on répéta une dose de purgatif deuxième degré; six déjections brunâtres eurent lieu. Le 22, cessation de la fièvre et des évacuans : convalescence.

Certifié; signés : Wolff-Hugel, et Wolff-Hugel, mère de l'enfant; Renard, D. M. P.

VINGT-DEUXIÈME OBSERVATION.

Strasbourg, 1er *juillet* 1825.

A Monsieur Le Roy, chirurgien-consultant, à Paris.

Monsieur,

Mademoiselle Marguerite Bohnert, âgée de 26 ans, eut dès l'âge de quatorze ans une teigne faveuse qui occupait toute la surface des tégumens du crâne, les sourcils, le front, les tempes et les bras. Cette éruption de pustules avait occasioné l'alopécie (chute des cheveux), un prurit incommode (démengeaison à la peau), et un suintement séreux et sanguinolent qui lubrifiait les cheveux. La disparition et le renouvellement de ces pustules se firent successivement durant plusieurs années. D'abord on conseilla à la malade de se laver la tête avec l'eau de savon, de la frotter d'une certaine pommade, et de prendre chaque jour une tisane apéritive, ce qui a produit une légère amélioration et diminué la démangeaison. Ensuite un médecin de Strasbourg fut consulté et prescrivit des boissons dépuratives, puis un remède fort cher, dont la malade prit dix bouteilles dans l'espace de cinq années, à raison d'un louis la bouteille (il est probable que c'était du robe de Laffecteur) ; plus, elle prit une vingtaine de bains consécutivement le matin à jeun. Mais d'après l'aveu de cette demoiselle, ce traitement, quoique très-onéreux pour elle qui n'a d'autre ressource que son état (lingère), n'a servi qu'à pallier le mal dont les progrès ultérieurs furent un peu ralentis.

Ayant entendu parler très-avantageusement des évacuans de la *Médecine curative*, la malade commença à les prendre en février 1822. A cette époque une rougeur érythématique (inflammatoire) s'était manifestée devant et sur les côtés du cou, et la tête offrait çà et là des croûtes épaisses, dont l'humeur suintant après leur chute ou esquamation, humectait les tégumens du crâne, les cheveux et les sourcils, et cette humeur était tenace, très-acrimonieuse et d'une odeur repoussante. Depuis le mois de février 1822 jusqu'au 1er juillet 1825, la malade a pris, à de longs intervalles, trente-neuf flacons de vomi-purgatif; plus, quatorze de purgatif, 3e et 4e degrés; plus, trois boîtes de bols purgatifs de la même Méthode. Ces remèdes, quoique pris sans ordre et non d'une manière conforme à l'*abréviation* du traitement de la *Médecine curative*, firent néanmoins disparaître cette dégoûtante éruption pendant environ six mois; mais elle s'est manifestée de rechef pendant l'hiver suivant. Alors la malade vint me consulter et je lui prescrivis un bain tiède de propreté, un vésicatoire au bras gauche, un mélange d'eaux distillées de roses, de plantain et quelques gouttes d'acétate de plomb liquide, pour employer en lotions sur toutes les parties de la tête, du visage et du cou, où l'éruption avait son siége; puis, l'usage des évacuans de la *Médecine curative*. A l'aide de ce traitement interne et externe, on vit diminuer considérablement le prurit, la rougeur et l'éruption. Un autre médecin avait prescrit, le 1er novembre 1823, un liniment composé d'une once d'huile d'olive, demi-once d'eau de chaux, lequel n'a produit rien d'avantageux. Le 7 février 1824, la malade reprit, par mon conseil, les évacuans de la *Médecine-curative*, en suivant l'art. 4 de l'ordre du traitement de cette Méthode; elle prit, alternativement, le vomi-purgatif et le purgatif 3e et 4e degrés; le premier à la dose de deux ou trois cuillerées, et le second, à la dose de trois ou quatre cuillerées. Lorsqu'elle cessait momentanément le traitement évacuatif, la malade prenait deux verrées, chaque jour, de la décoction suivante. *Recip.* : Tiges de douce-amère, trois gros; racine de Bardane, demi-once; fumetère, deux gros; réglisse éfilée et rapée, trois gros; eau commune, deux livres; faites bouillir légèrement pendant une demi-heure, et passez.

Les déjections étaient de couleur brunâtre, et le produit des vomissemens de couleur jaune verdâtre. Présentement, l'éruption dartreuse n'est plus apparente, ni au visage ni au cou, mais seulement un peu vers la racine des cheveux. J'avais conseillé de remplacer le vésicatoire, qui est fermé depuis long-temps, par un cautère au bras, en vue d'accélérer la guérison par un surcroît d'écoulement de la sérosité acrimonieuse; mais cette demoiselle n'a pas voulu s'assujétir à cette petite incommodité. Un exutoire en pareil cas est d'une nécessité presque indispensable, surtout quand la maladie est invétérée, et qu'elle est trop long-temps réfractaire aux remèdes les plus puissans. Enfin, nous espérons, la malade et moi, que la continuation du traitement opérera une cure radicale et complète avant la fin de la belle saison.

En attendant cet heureux résultat, agréez M. Le Roy, l'expression de la vive reconnaissance de cette demoiselle, qui, grâces à vos excellens remèdes, exerce depuis long-temps son état en ville ; recevez aussi les sentimens très-respectueux de votre affectueux et dévoué serviteur.

Signés : Marguerite Bonhnert ; Jean-Georges Bonhnert, tailleur, frère de la malade; Renard D. M. P.

VINGT-TROISIÈME OBSERVATION.

Strasbourg, 12 *juillet* 1825.

Monsieur Le Roy, le 29 mars 1825, l'épouse du sieur Louis Kiehl, âgée de 43 ans, mit au monde un enfant mâle qui était mort depuis environ six semaines, dont la tête était contournée du côté droit, et la poitrine ouverte antérieurement, de manière que l'on voyait à nu, le cœur, les poumons et autres viscères du bas-ventre. La couleur verdâtre des intestins et la séparation de l'épiderme annonçaient un premier degré de décomposition. Les mains et les pieds offraient une distorsion opposée, c'est-à-dire que les mains étaient tournées en dehors, et les pieds en dedans. Je remarquai aussi une solution de continuité à la lèvre supérieure, ou autrement appelée bec-de-lièvre naturel. Telle est en peu de mots l'histoire pathologique de ce nouveau-né.

Je passe actuellement à l'énumération des principaux symptômes de l'affection de la mère. Le 21 mai, sentiment de froid extérieurement, et de chaleur intérieurement, lequel n'a duré qu'un jour ; altération, défaut d'appétit, cephalalgie frontale (douleur au front), constipation, coliques, que la malade a ressenties pendant huit jours vers les hypocondres et le nombril; tension des parois abdominales ; diminution des forces et de l'écoulement menstruel, etc. Le 22, la malade me manda. Je lui prescrivis une cuillerée de vomi-purgatif mélangée avec deux cuillerées de thé ; mais on lui donna cette dose sans correctif, ce qui fit qu'elle produisit huit vomissemens bilieux et vingt-deux déjections jaunâtres. Néanmoins, malgré cette abondante purgation, la malade se trouva mieux que les jours précédens. Le 23, elle prit une cuillerée des purgatifs 2e et 3e degrés, et en éprouva sept déjections jaunâtres. Le 24, même dose et même résultat. Alors, à part la faiblesse, l'amélioration et l'appétit furent d'un heureux présage. Le 25, cessation des évacuans, rétablissement de la santé. Le 6 juillet, l'écoulement des règles se fit plus abondamment qu'à l'ordinaire. Enfin, la malade prit encore deux doses purgatives, les 12 et 13 du même mois, parce qu'elle se trouva avoir la bouche amère. Depuis cette époque cette personne s'est toujours bien portée.

Agréez, M. Le Roy, les félicitations de cette famille infortunée, qui adresse ses sincères remercîmens à M. Cottin.

Signés : Louis KIEHL, mari de la malade ; Phillipe SCHAMBER, témoin de la guérison; RENARD, D. M. P.

VINGT-QUATRIÈME OBSERVATION.

Strasbourg, 18 *juillet* 1825.

A Monsieur Le Roy, chirurgien-consultant.

Monsieur, les diverses opinions que le public manifeste touchant votre Méthode médicale, et les médicamens qu'elle prescrit, m'imposent le devoir de vous rendre compte de l'heureux effet qu'ils ont produit à mon épouse, qui depuis le mois de mars s'en est servie avec le plus grand succès.

En l'année 1816, mon épouse, à la suite d'une fausse couche, fut affectée d'une violente migraine, dont le retour était assez fréquent et suivi d'un dérangement notable dans l'exercice des principales fonctions de l'économie animale. Plusieurs médecins de Strasbourg l'ont successivement traitée jusqu'en 1820, sans pouvoir lui procurer le moindre soulagement. Enfin, mon épouse ennuyée de prendre des médicamens qui altéraient sa bourse et délâbraient son estomac, résolut de cesser tous ces vains traitemens.

En mars 1825, j'appris que M. le docteur Renard était à Strasbourg, et je m'empressai d'aller le consulter à l'égard de cette cruelle maladie. Ce médecin, connu pour être un des plus zélés partisans de la *Médecine curative*, me conseilla d'administrer à mon épouse, et sans retard, vos précieux évacuans; alors je le priai de venir voir la malade. Le traitement a commencé le premier mars, en donnant alternativement le vomi-purgatif et le purgatif 2e degré, conformément à l'art. 4 de l'*abréviation* de votre Méthode. Après avoir pris quelques doses de ces excellens évacuans, mon épouse éprouva une amélioration sensible. Le médecin lui appliqua un vésicatoire au bras gauche, qui évacua beaucoup de sérosité jaunâtre. Malheureusement les grandes occupations de mon épouse l'ont obligée de ralentir le traitement, qu'elle continue encore aujourd'hui à raison de trois ou quatre doses par semaine. Depuis le 1er mars jusqu'à l'époque actuelle, la malade a pris le contenu de trois petits flacons de vomi-purgatif, et celui de deux quarts de litre de purgatif 2e degré. Les humeurs évacuées par les voies supérieures et inférieures, étaient glaireuses, vertes, brunes, et quelquefois bleues, et souvent de nature à irriter fortement le passage à leur sortie.

Le traitement, surtout à son commencement, a été si efficace que, quoique suivi avec de fréquentes interruptions, mon épouse est présentement dans le meilleur état possible. Elle a pris, depuis quelque temps plusieurs doses dans l'unique intention de prévenir le retour de sa douleur, si insupportable qu'elle a été.

Veuillez, Monsieur Le Roy, recevoir les remercîmens

de mon épouse, et mes félicitations sur la précieuse découverte que vous avez mise au jour pour le bonheur du genre humain.

J'ai l'honneur, etc.,

Signés : Seux, capitaine en non activité, chevalier de l'ordre royal de la Légion-d'Honneur; Bouvier, aîné, comme témoin; Renard, D. M. P.

FIN.

ERRATA. C'est par erreur que le prix de cette brochure est marqué 60 centimes au frontispice; il faut lire 75 centimes.

IMP. DE CARPENNIER-MÉRICOURT, RUE DE GRENELLE-ST.-HONORÉ, N. 59.

www.ingramcontent.com/pod-product-compliance
Ingram Content Group UK Ltd.
Pitfield, Milton Keynes, MK11 3LW, UK
UKHW022126260726
13993UKWH00003B/1270